医療的ケア児・者 在宅医療マニュアル

実技動画つき

医療法人財団 はるたか会

前田浩利
戸谷 剛 著
石渡久子

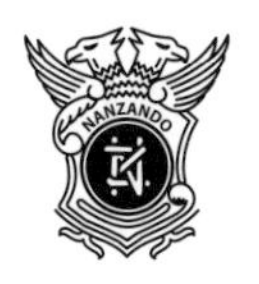

南 山 堂

本書ご利用にあたって

本書では，保険適用外や添付文書に記載されていない薬品の使用方法などについても紹介しています．いずれも，海外の文献などを参考に当院で実際に行っている方法ですが，**有効性や安全性が確認されたものではありません**．

また今後も医療の進歩に伴い，これまで見られなかった病態の医療的ケア児・者が地域に帰ってくる可能性があるため，本書の記載内容がその患者の病態等をふまえていない場合も出てくると思われます．

したがって，本書に記載されている医療行為を実践する際は，複数の医師のいる医療チームで個々の症例ごとにその必要性やリスクを十分検討し，患者・家族へ説明をし，同意を得たうえで行ってください．

皆さまの知見もふまえて，より有効で安全な方法が確立していくことを願っています．

序

医療的ケア児・者の在宅医療はNICUの満床問題から始まった，近年新たに登場してきた在宅医療である．NICUが満床のため入院できず36歳の妊婦が死亡した都立墨東病院事件で，「小児の急性期医療が持続できなくなるのではないか」という危機感を多くの人がもったが，医療的ケア児・者の在宅医療の普及で，「子どもは長期に入院させるより家に帰した方がよい」という認識が高度医療機関に勤める医療者にも地域にも定着し，少なくとも東京都については，NICU満床問題は解消したという公的見解が出された．以前は医療的ケア児が退院するといっても，どこに？ということすら不明だったが，「退院後は家に帰る」という基本的方針は定まり，そのためにどのように社会資源を整えていくのかに問題のフォーカスが移ってきた．

医療的ケア児・者の退院後の生活を支えることは，小児医療だけで解決できる問題ではなく，日本が今後，創っていくべき地域医療や医療システムと不可分である．高度な医療を受けつつ日常を送る子どもたちは，医療の進歩に伴い比較的最近登場したので，現在は若年者が主であるが，彼らもやがて大人になっていく．だからこそわが国が現在進めている地域包括ケアに包含されなければならないし，プライマリ・ケアの一領域という視点も必要と考える．

わが国は，医療的ケア児・者に代表される弱者と共に生きる社会を目指し，救命されたが生きるために医療が継続的に必要になった子どもたちを受け入れる社会を創るという道を選んでいると私は感じている．日本が今後，医療的ケア児・者のような様々な支援が必要な人々も包含し，共に幸せに暮らせる社会を創ることができると示せれば，それは世界のモデルになりうると考える．在宅医療は，そのような社会を実現するための一つの実践体系である．

医療的ケア児・者を自宅や地域で支える医療は，救命や集中治療という先進医療とは別の方向での先進医療といえる．多くの子どもたちに教えてもらいながら，筆者らはその方法を創意工夫してきた．現時点では経験に基づくものが主ではあるが，一つ一つが子どもたちに導かれながら見出してきた方法である．未成熟な部分も多いが，公開することで多くの方からの意見をいただき，よりよいものにしていくことができればと本マニュアルを執筆した．

本書作成にあたって，動画や写真の撮影に快く協力してくださったはるたか会の患者とそのご家族に心より感謝申し上げたい．特に装丁のイラストを描いてくれたよもまりこ氏には，筆者らの思いを絵にしていただき大変感謝している．また，本マニュアルを構想して5年．筆の遅い私に忍耐強く付き合い，本書を大切に育んでくださった南山堂の伊藤美由紀氏，佃和雅子氏，稲葉大介氏，日々の臨床体験を言葉にするために，忙しい臨床の合間をぬって力を尽くしてくれた戸谷 剛先生，石渡久子先生をはじめ，はるたか会のすべてのスタッフ，特に裏方で現場を支えて下さった事務スタッフに心より感謝申し上げたい．そして最後に，仕事優先，臨床優先で昼も夜もないような生活の私を黙って支え続けてくれた妻裕美子，小児在宅医療実践の道なかばで，しばしば心折れそうになる私に，その後姿で希望と勇気を与えて下さった人生の師，高橋佳子先生に心から感謝し，私たちの拙い歩みが多くの方の「まごころ」で支えられてきたことを心に刻み，序とさせていただく．

2020年 秋

前田　浩利

目次

実技動画について

本文中に動画マーク 動画 のある箇所については，実技動画を視聴することができます．
本文とあわせてご活用ください．

視聴方法

①下記 URL の「実技動画はこちら」をクリックします．
http://www.nanzando.com/books/28241.php

②利用規約にご同意いただけましたら，チェックボックスに☑を入れ，下記 ID とパスワードを入力します．
ID　Ped_Homecare　　　パスワード　Y4uC3TiW

③動画一覧が表示されますので，視聴したい動画を選んでクリックします．

④動画はストリーミングでご覧いただけますが，視聴の際に必要なインターネット接続の通信料は視聴者の負担となります．WiFi などの高速通信サービスのご利用をお勧めします．

動画リスト

内　容	本文関連箇所
1. 末梢ラインからの輸液のセッティング	19 章 B〜C
2. 小児の末梢ライン確保と採血	19 章 A〜C
3. CV ポート穿刺の準備	17 章 C（1），（3）
4. CV ポート穿刺とフラッシュ	17 章 C（1），（3）
5. CV ラインからの採血	17 章 D，19 章 A
6. 中心静脈栄養の輸液とカフティポンプのセッティング	17 章 A
7. CV カテーテルの包交	17 章 C（4）
8. PCA ポンプの設定・使い方	13 章 E（6）
9. 気管内吸引	8 章 D（4）
10. 気管カニューレ交換	8 章 D（9）
11. アジャスタブルフランジ付きのカニューレ	8 章 C（4）
12. カフ圧計の使い方	8 章 C（2）
13. TPPV 回路と DOPE	11 章 C
14. 加温加湿器（MR850）の設定	11 章 B（3）
15. NPPV 患者の HFCWO	12 章 A
16. NPPV 患者の MI-E	12 章 A
17. TPPV 患者の HFCWO	12 章 A
18. TPPV 患者の MI-E	12 章 A
19. 経鼻胃管の挿入	19 章 D
20. 胃瘻交換	16 章 C

1 医療的ケア児・者と在宅医療

POINT

- 日常的に医療機器や医療ケアに高度に依存して生きる子どもと，小児期発症の慢性疾患をもち成人に達した方々を，本書では便宜的に「医療的ケア児・者」と呼ぶ．
- 医療的ケア児・者は医療の進歩に伴って近年登場してきたもので，その数は今後も増えていくと予想され，これらの方々が人生の最期まで家族と一緒に生活できる仕組みをつくっていくことが重要である．
- 医療的ケア児・者は，欧米では children with medical complexity（CMC）と表現されたり，英国を中心に life threatening condition という概念で小児緩和ケアの対象ととらえられている．
- 終末期ケアのみでなく，さらに広く，生命予後が数か月の子どもから 50 歳を超えて生きる方々までを対象に，人生を支えるケアの技術とシステムを確立することを目指したい．

現在，19 歳以下の小児の年間死亡者数は，厚生労働省の人口動態統計によると約 4,400 人である[1]．このうち最も多い死亡原因は事故であるため，病気で亡くなる子どもはさらに少ない．新生児の死亡も，医療技術の進歩によって年々低下している．未熟児の出生数は年々増えているにもかかわらず，日本における新生児の死亡率は 0.9%で[1]，世界で最も低い国の 1 つである．これは本当にすばらしい成果といえよう．

しかし，この結果として，医療の助けなしには生きていくことができない子どもたちも急激に増加した．では，生活していく上で継続的に医療の支えを必要としているのは，具体的にどのような人々なのだろうか．これらの人々を示す際に使われる「重症心身障害児（者）」「超重症心身障害児（者）」「医療的ケア児」などの概念と現在の課題について，医療技術の進歩と共にそれらの概念がたどってきた経緯を追いながら解説する．

A. 重症心身障害児（者）

日本では，脳性麻痺，低酸素性脳症といった医学的診断名のほかに，行政上の措置のための定義として，「重症心身障害児」という用語が使われている．また，成人した重症心身障害児を含めて「重症心身障害児（者）」「重症児（者）」と呼ぶことも多い．国はその判定基準を明確に示してはいないものの，状態としては重度の肢体不自由と重度の知的障害を併せもつ状態を指し，元東京都立府中療育センター院長の大島一良氏が1971年に発表した大島分類（**表 1-1**）により判定するのが現在一般的である．

表 1-1　大島分類

21	22	23	24	25	境界
20	13	14	15	16	70 軽度
19	12	7	8	9	50 中度
18	11	6	3	4	35 重度
17	10	5	2	1	20 最重度
自由に走る	一人で歩く	障害があるが歩ける	歩けない	一人で座れない	知能（IQ）／運動

■ 1，2，3，4 の範囲が重症心身障害児
▨ 5，6，7，8，9 は周辺児と呼ばれる

この大島分類による重症心身障害児（者）の定義は，現在の日本の障害福祉サービスの土台となっているが，実状に合わなくなっている部分も多い．それまではほとんど死亡していた 1,000 g に満たない超低出生体重児が救命できるようになったのは1970年代後半以降のことで，この分類が考案された 1971 年には生存のために医療機器や医療ケアを必要とする障害児が地域や施設にはほとんどいなかった．そのため，この定義はそれらが考慮されたものになっていないのである．

B. 超重症心身障害児（者）

世界でも有数の子どもの命を救える国になった日本であるが，その結果，医療に依存して生活する子どもたちは増えることになった．医学的管理下に

置かれなければ，呼吸することも栄養を摂ることも困難な状態にあるそのような子どもたちは，重症心身障害児である上にさらに医療機器や医療ケアが加わった子どもたちということで，「超重症心身障害児（者）」，「超重症児（者）」と呼ばれている．

重症度の評価方法としては，鈴木ら[2]の超重症児スコア（**表 1-2**）を用いて，その子が必要な処置に応じて点数をつけ，10 点以上を準超重症心身障害児（準超重症児），25 点以上を超重症心身障害児（超重症児）とする．

表 1-2　超重症児スコア

呼吸管理	レスピレーター	10
	気管内挿管，気管切開	8
	鼻咽頭エアウエイ	5
	酸素吸入または SpO_2 90%以下の状態が 10%以上	5
	1 時間 1 回以上の頻回の吸引	8
	1 日 6 回以上の頻回の吸引	3
	ネブライザーの 6 回/日以上または継続使用	3
食事機能	IVH	10
	経口摂取（全介助）	3
	経管（経鼻，胃瘻含む）	5
	腸瘻・腸管栄養	8
	腸瘻・腸管栄養時に注入ポンプ使用	3
他の項目	過緊張で発汗し更衣と姿勢修正 3 回/日以上	3
	継続する透析（腹膜灌流を含む）	10
	定期導尿（3 回/日以上）	5
	人工肛門	5
	体位交換 1 日 6 回以上	3

■大島分類に医療ケアを加味したスコア
■運動機能は座位までで，医学的管理下に置かなければ，呼吸をすることも栄養を摂ることも困難な障害状態にある児
・超重症児：25 点以上
・準超重症児：10 点以上

C. 歩き話すことのできる気管切開，人工呼吸器装着児の登場

医療の進歩に伴って新たに生まれてきた超重症児（者）という概念であるが，近年はさらにまた，この概念をも超えた子どもたちが現れている．

超重症児（者）という概念は，大島分類にいわば上づけされたものであるため，寝たきりなど重度のADL障害があることを前提とし，その上にさらに医療機器，医療ケアが必要な人々を指している．しかし近年は，重度のADL障害は必ずしもなく，歩き話すことができるが，気管切開，人工呼吸器，胃瘻や中心静脈栄養をはじめとする経管栄養などの高度な医療を必要としている子どもたちが存在する．

具体的には複雑先天性心疾患のため，新生児期から根治に至るまで手術を繰り返す中で，気管軟化症となり気管切開を受け，さらには人工呼吸器管理となったり，経管栄養になった子ども，食道閉鎖や喉頭裂などの先天異常があり，術後に気管切開，人工呼吸管理となった子ども，ヒルシュスプルング病類縁疾患などにより新生児期に小腸切除術を受け短腸症候群となったため，新生児期から経管栄養や経静脈栄養を必要とし，人工肛門を造設している子どもなどである．こういった子どもたちの登場には小児医療の進歩が大きく関わっており，救命技術の向上と共に，現在は多領域に見られるようになっている．これらの子どもたちは，長年にわたる中心静脈ラインの管理，消化管の蠕動運動や消化吸収能力の弱い中での人工肛門管理など，その医療的ケアは重いにもかかわらず知能や運動能力には異常がないことが多いため，大島分類に基づく重症心身障害児の枠には入らない．

D. 医療的ケア児

これまで述べてきたような，日常的に医療機器や医療ケアに高度に依存して生きる子どもたちを総称する表現や定義は，いまのところないが，厚生労働省は近年「医療的ケア児」という表現を用いるようになっている．近年までこのような子どもたちの実数は把握されていなかったが，厚生労働省の研究事業で奈倉らが，診療報酬算定件数をもとに，19歳以下の医療的ケア児が約2万人，また人工呼吸管理を行っている19歳以下の患者は約4,000人と算出，報告している[3]．

「医療的ケア」という言葉が自治体文書として最初に認められるのは1991年大阪府教育委員会の「医療との望ましい連携について（報告）」[4]であるが，この報告を行った委員会のメンバーであった松本は「医療的ケア」という言葉について，『「医療ケア」となればそれは医療の範疇に入り，医療，看護という意味になるが，学校では，教育の場で教育行為の一環として行うのだから「医療的ケア」と「的」という文字を入れた』と説明している．したがって，「医療的ケア」とは，家族が自宅で日常的に介護として行っているような痰の吸引や経管栄養，導尿などを指すのであり，急性期に医療者の行う「医療行為」とは異なる．また，そのような「医療的ケア」を必要とする子どもが「医療的ケア児」ということになろう．しかし1991年の大阪府教育委員会の報告における「医療的ケア」では，中心静脈栄養のライン管理，人工肛門のケア，排ガス・排便のケアなどが含まれないため，本来であればこの定義でも医療をはじめとする各種保健福祉サービスの対象とすべき子どもすべてをカバーすることはできないが，本書では，医療機器や医療ケアなしには生きていくことができない子どもたちを，便宜上医療的ケア児と呼ぶことにする．

また，これら医療的ケア児も，徐々に大人になっていく．循環器領域などではすでに成人になった先天性心疾患患者を成人の診療科でフォローしていくようになりつつあるが，こういった子どもたちの在宅生活支援の体制整備の際には，いかに途切れのない継続的な支援を提供するかという視点も必要であろう．このため，本書の記載内容は現状では子どもを念頭においたものが主であるが，子どもたちが成長していく将来を見据えて可能な範囲で医療的ケア児・者という表現を用いるように努めた．

E. 地域に医療をもちこみ，支えるということ

この数十年間の医療技術の進歩はすばらしく，多くの子どもの命を救ってきた．しかし医療技術は常に発展途上であり，命は助かったが気管切開した，胃瘻になった，人工呼吸器を必要とするようになったという子どもたちがいるからこそ，その一方で多くの子どもたちが後遺症もなく退院し普通に暮らしている．つまり，医療的ケア児・者は医療技術の恩恵を受けて無事助かった多くの子どもたちの影で，医療の進歩を支える存在ともいえる．そのような子どもたちを放置することをよしとしないと感じるのは，私たちだけではないだろう．

医療技術の進歩により新たに登場してきたこれらの子どもたちは，救命や救急を主体としてきた既存の小児医療のみでは支えきれないため，現在病院

にのみ集中している医療資源を地域に移行させ，在宅生活を送る子どもたちを地域で支えていくシステムを作る必要がある（**図 1-1**）．現在，多くの医療者が，医療的ケア児・者の在宅医療に関わろうと動き始めているが，そこにすべての子どもたちの命を守ろうとする医療者の想いを見出し，私たちは大きな希望を抱いている．

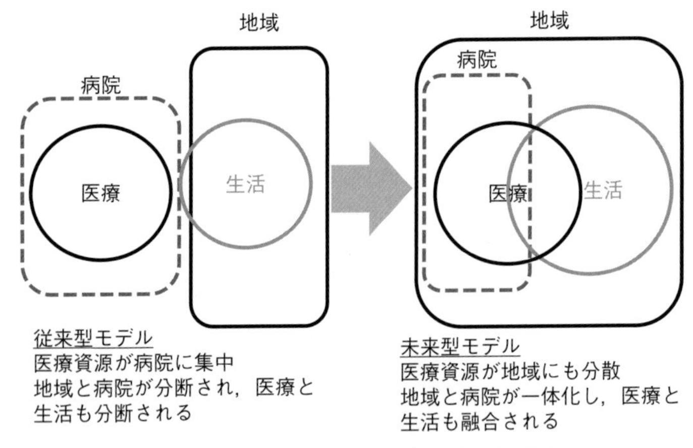

図 1-1　地域における医療と生活の関係の変化
医療資源と看取りを病院に集中させた時代の終焉
（前田浩利：在宅医療のニーズの高まりの社会的背景と在宅医療がもたらす医療のパラダイムシフト．保健医療社会学論集．2015；26（1）：3–13.）

F. 医療的ケア判定スコア

2018（平成 30）～2019（平成 31）年度厚生労働省科学研究費補助金によって医療的ケア児・者に必要な支援を判定するための基準となる新スコア（**表 1-3**）が開発された．これには従来の超重症児スコアにはなかった見守り度が加味され，運動機能の向上等によって医療的ケアにリスクが発生する点についても考慮されている．今後障害福祉サービスはこの新スコアによって必要な支援が決まる仕組みが作られるよう希望する．

表 1-3　医療的ケア判定スコア

<table>
<tr><th colspan="2" rowspan="2"></th><th rowspan="2">基本スコア</th><th colspan="3">見守りスコア</th></tr>
<tr><th>高</th><th>中</th><th>低</th></tr>
<tr><td colspan="2">①人工呼吸器（NPPV，ネーザルハイフロー，パーカッションベンチレータ，排痰補助装置，高頻度胸壁振動装置を含む）</td><td>10</td><td>2</td><td>1</td><td>0</td></tr>
<tr><td colspan="2">②気管切開</td><td>8</td><td colspan="2">2</td><td>0</td></tr>
<tr><td colspan="2">③鼻咽頭エアウェイ</td><td>5</td><td colspan="2">1</td><td>0</td></tr>
<tr><td colspan="2">④酸素療法</td><td>8</td><td colspan="2">1</td><td>0</td></tr>
<tr><td>⑤吸引</td><td>口鼻腔・気管内吸引</td><td>8</td><td colspan="2">1</td><td>0</td></tr>
<tr><td colspan="2">⑥利用時間中のネブライザー使用・薬液吸入</td><td>3</td><td colspan="3">0</td></tr>
<tr><td rowspan="3">⑦経管栄養</td><td>経鼻腸管，経胃瘻腸管，腸瘻，食道瘻</td><td>8</td><td colspan="2">2</td><td>0</td></tr>
<tr><td>経鼻胃管，胃瘻</td><td>8</td><td colspan="2">2</td><td>0</td></tr>
<tr><td>持続経管注入ポンプ使用</td><td>3</td><td colspan="2">1</td><td>0</td></tr>
<tr><td>⑧中心静脈カテーテル</td><td>中心静脈栄養，肺高血圧症治療薬，麻薬など</td><td>8</td><td colspan="2">2</td><td>0</td></tr>
<tr><td rowspan="2">⑨その他の注射管理</td><td>皮下注射（インスリン，麻薬など）</td><td>5</td><td colspan="2">1</td><td>0</td></tr>
<tr><td>持続皮下注射ポンプ使用</td><td>3</td><td colspan="2">1</td><td>0</td></tr>
<tr><td rowspan="2">⑩血糖測定</td><td>利用時間中の観血的血糖測定器</td><td>3</td><td colspan="3">0</td></tr>
<tr><td>埋め込み式血糖測定器による血糖測定</td><td>3</td><td colspan="2">1</td><td>0</td></tr>
<tr><td colspan="2">⑪継続する透析（血液透析，腹膜透析を含む）</td><td>8</td><td colspan="2">2</td><td>0</td></tr>
<tr><td rowspan="2">⑫排尿管理</td><td>利用時間中の間欠的導尿</td><td>5</td><td colspan="3">0</td></tr>
<tr><td>持続的導尿（尿道留置カテーテル，膀胱瘻，腎瘻，尿路ストーマ）</td><td>3</td><td colspan="2">1</td><td>0</td></tr>
<tr><td rowspan="3">⑬排便管理</td><td>消化管ストーマ</td><td>5</td><td colspan="2">1</td><td>0</td></tr>
<tr><td>利用時間中の摘便，洗腸</td><td>5</td><td colspan="3">0</td></tr>
<tr><td>利用時間中の浣腸</td><td>3</td><td colspan="3">0</td></tr>
<tr><td>⑭痙攣時の管理</td><td>坐剤挿入，吸引，酸素投与，迷走神経刺激装置の作動など</td><td>3</td><td colspan="2">2</td><td>0</td></tr>
</table>

<注意事項>

1）人工呼吸器の見守りスコアについては，人工呼吸器回路が外れた場合，自発呼吸がないために直ちに対応する必要がある場合は「高」2 点，直ちにではないがおおむね 15 分以内に対応する必要がある場合は「中」1 点，それ以外の場合は「低」0 点と分類する.

2）人工呼吸器と気管カニューレの両方を持つ場合は，気管カニューレの見守りスコアを加点しない.

3）⑤吸引，⑩血糖測定，⑫排尿管理，⑬排便管理については，複数項目のいずれか一つを選択する.

4）インスリン持続皮下注射ポンプと埋め込み式血糖測定器とが連動している場合は，血糖測定の項目を加点しない.

（厚生労働科学研究費補助金（障害者政策総合研究事業（身体・知的等障害分野））分担研究報告書平成 30・31 年度　障害福祉サービス等報酬における医療的ケア児の判定基準確立のための研究）

文献

1) 厚生労働省：平成 30 年（2018）人口動態統計月報年計（概数）の概況.
2) 鈴木康之, 田中勝, 山田美智子：超重症児の定義とその課題. 小児保健研究. 1995；5：406-410.
3) 奈倉道明, 田村正徳：平成 28 年度医療的ケア児に対する実態調査と医療・福祉・保健・教育等の連携に関する研究. 分担研究課題（I-4）:「医療的ケア児数と資源調査④医療的ケア児数の算出方法とその経年的変化」
4) 医療との連携のあり方に関する検討委員会：大阪府立養護教育諸学校における医療との望ましい連携について（報告）平成 3 年 3 月. 1991.

2 地域連携と在宅移行
― 新患導入のプロセスと地域支援 ―

POINT

- 医療的ケア児・者の在宅医療はまだまだ未成熟で，整理されていないにもかかわらず，そこに関わる職種は非常に多く，その全体像はなかなか把握できない．
- また，介護保険のような医療と介護（福祉）をつなぐ仕組みが，小児にはない．
- このシステムの未成熟が，医療的ケア児・者の在宅医療の現場では①関わる職種が不明瞭（地域の支援者は誰なのかが不明），②調整・マネジメントする人が不在という現状を生み出す．
- 医療的ケア児・者の在宅医療を実践する医師は，自らがその医療と生活支援（介護，福祉）とのはざまの中で働かねばならないと明確に意識し，在宅医療の対象者の命と人生を守るために，そのはざまを超えて医療と生活支援（介護，福祉）をどう結び付けるかに常に配慮しなければならない．
- 一方で，悪性腫瘍の末期など予後の限られた状態での退院は，迅速な対応が重要で，全く別の支援と心得るべきである．

A. 対象と在宅医療導入のパターン

在宅医療の対象となるのは，医療ケアと医療機器が日常的に必要な患者，もしくはある程度の体格まで成長したが，寝たきりで移動が困難な子どもや小児期に発症した病態によってADL障害をきたした若年成人などである．

医療ケアと医療機器が日常的に必要な患者は通常病院で発生し，病院から地域へ移行する．このケースでは医療に関わる職種が支援の中心になる．すなわち，医師と看護師とリハビリセラピストと医療ソーシャルワーカー（MSW）である．これらの医療者の意識においては，当然医療的支援が中心

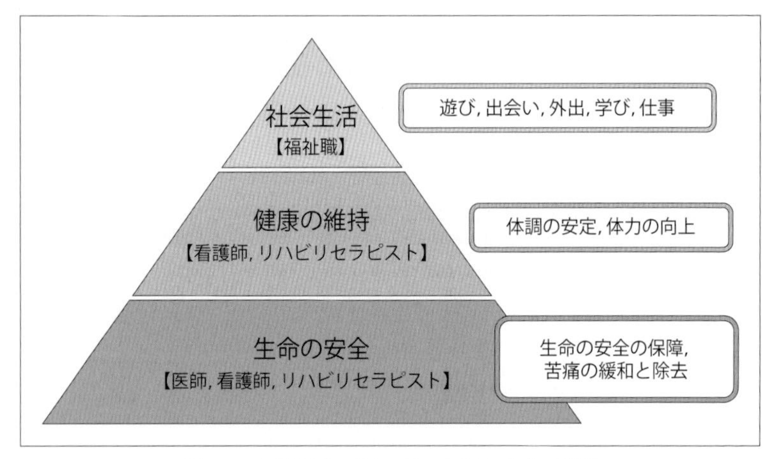

図 2-1　医療的ケア児・者の生活を支える構造
（前田浩利：小児在宅医療ナビ．p.18，南山堂，2013．より）

になり，生活支援が希薄になる（**図 2-1**，支援の三角形で社会生活の部分が小さい）．

小児の在宅医療では介護保険のような医療支援と生活支援（福祉）をつなぐ仕組みがないため，医療と生活支援（介護，福祉）の断絶が起こりがちである．そして，それが明らかになるのが，往診導入の時である．

さらに，医療と生活支援（福祉）の断絶のあり方は患者の状況と往診導入のタイミングによって異なる（**表 2-1**）．

B. 関わる職種やサービス

医療的ケア児・者の在宅医療支援のマネジメントを行うためには，それに関わる職種とサービスを理解する必要がある．成人の在宅医療にかかわる職種を**表 2-2** に，小児の在宅医療に関わる職種を**表 2-3** に示し，その違いを比較した．小児の在宅医療に関わる職種は，医師，歯科医師，薬剤師，看護師，リハビリセラピスト，ソーシャルワーカー，相談支援専門員，教育者，行政担当者などである．それぞれの職種が所属する，あるいは活動するフィールドとして，地域，病院，ショートステイや日中預かりなどのレスパイト施設

表 2-1　在宅医療が必要となる状況ごとの連携上の留意点

	在宅医療が必要な状況になってから初めての退院 例：出生時の重症仮死で気管切開，経管栄養，人工呼吸器が必要になった児	在宅医療が必要な状況になってから2回目以降の退院 例：経口摂取をしていたが，誤嚥を繰り返し，気管切開を受けた20歳の重症心身障害者
患者の退院前から在宅医が関わる場合	・退院前から地域支援のチーム作りに意見が言える． ・地域支援のチーム作りは何もないところから始める． ・退院調整会議では，訪問看護ステーション，ヘルパー事業所，行政など関わる職種が顔をそろえるように調整する． ・病院との役割分担を明確にする（特に医療デバイスの管理をどこが行うか，患者家族の希望も聞きながら決定する）． ・地域でのコーディネーターを明確に決める（相談支援専門員か，保健師がよい）．	・既に何らかの支援が入っているため，それを理解してかかわる必要がある． ・多くの場合，従来の支援は福祉だけになっている場合が多い． ・そこに医療関係者をどのように組み込むかが重要である． ・特に15歳以上の患者ではかかりつけ病院が明確に決まっていないことがも少なくないが，それを決めるのは困難であり，多くの場合，在宅診療所が緊急対応をしながら，必要に応じて入院先を探すしかない．
患者の退院後に在宅医が関わることになった場合	・どのような地域支援が入っているかをよく理解する． ・生活支援が不十分で，地域でのコーディネーターが誰なのかがあいまいな場合が多い． ・上記を踏まえて，時間をかけて地域支援チームを再調整していく．	・患者が主治医だと思っている療育機関が救急対応できない場合がある． ・患者の在宅医療機関に求める機能が，「緊急時の医療対応」と明確になっている場合が多い． ・患者のニーズと在宅医療機関の果たすべき機能を明確にし，患者と支援者に伝える． ・緊急時に対応できる病院を明確にしておいた方がよいが，特に15歳以上の患者では，成人の診療科に普段から定期的に通院することは難しい． ・成人の在宅医療と同じような，病院と在宅医の関係性となることが多い．

をあげた．若年成人の場合は，特別支援学校の卒業後に多くが生活介護事業所に通所している（根拠法：障害者総合支援法）．これは，いわゆる重度の障害者の方のためのデイサービスである．この事業所が地域支援の中心的な働きをしている場合も多く，それを認識する必要がある．例えば，都立の東部療育センターも北療育医療センターも，生活介護事業所として特別支援学校を卒業した重症心身障害者を受け入れている．また，地域の障害者施設が開

表 2-2　成人の在宅医療にかかわる多職種

	地　域	病　院	ショートステイ・通所施設
医　師	在宅医・近隣開業医	外来医師・病棟医師	担当医師
歯科医師	訪問歯科医師	病院歯科医師	
薬剤師	地域薬剤師	病院薬剤師	
看護師	訪問看護師	病棟・外来看護師	看護師
リハビリセラピスト	訪問リハ	通院リハ	通所リハ
ヘルパー（福祉職）	訪問ヘルパー		
ケースワーカー	ケアマネジャー	病院 MSW	施設 MSW
行政担当者	障害福祉課，保健師		

表 2-3　小児在宅医療にかかわる多職種

	地　域	病　院	療育施設 ショートステイ・通園
医　師	在宅医・近隣開業医	外来医師・病棟医師	担当医師
歯科医師	訪問歯科医師	病院歯科医師	
薬剤師	地域薬剤師	病院薬剤師	
看護師	訪問看護師 （複数の事業所から訪問） 学校看護師	病棟・外来看護師	看護師
リハビリセラピスト	訪問リハ	通院リハ	施設セラピスト 通所リハ
ヘルパー（福祉職）	訪問ヘルパー		介護職
ケースワーカー 相談支援専門員	診療所 MSW 相談支援専門員	病院 MSW	施設 MSW 相談支援専門員
教育者	特別支援学校の教員 （コーディネーター）	院内学級の教員	
行政担当者	障害福祉課，保健師		

ケアコーディネーターに適切　　ケアコーディネーターが可能

設している生活介護事業所に通っている方もいる．その場合には，その事業所には医師が不在であり，医療的ケアに関しても制限がある場合が多い．

C. 退院調整会議で決めること

退院調整会議から関わることができる場合は，以下の項目に関して退院調整会議で確認・調整・決定する．

①患者の状態やこれまでの経過について情報を共有する

- 診療情報提供書や病院医師の報告で不明な経過や医学的問題，特に在宅で問題になりそうなポイントや薬物・食品のアレルギーなどを確認しておく．
- 使用している医療デバイス：人工呼吸器，加温加湿器，気管カニューレ，胃瘻，チューブ類．
- 車イス，ベッド，装具，姿勢保持装置など．

②どのような職種がどれだけ在宅で支援に入るか

訪問看護ステーションは何か所入るのか，訪問看護や訪問リハビリの曜日や時間．ヘルパーはいつから支援を始めるか．ヘルパーにお願いすることは何か など．

③病院医師と在宅医の役割分担

- 緊急時，家族は最初にどこの医療機関に連絡するのか．
- 緊急時の病院受診の判断は誰が行うのか．
- 予防接種やパリビズマブ（シナジス®）の注射をどこで行うか．
- 在宅での治療をどこまで行うか．在宅で点滴治療まで行うか，あるいは点滴治療の適応となったら病院を受診するのか．
- 薬剤の処方は，病院と在宅医療機関どちらで行うか．
- 医療機器などの管理をどちらが行うのか．

退院月だけは病院と在宅どちらも同じ項目の管理料を1つ算定できるが，それ以降はどちらかになり，管理料を算定する医療機関が，さまざまな医療材料を提供していくことになる．医療材料に関しては，医療機関ごとに提供する物品の種類や数にさまざまなルールがあり，また病院から提供を受ける場合は月に1度の病院受診が条件となるので，それらを踏まえて患者の状況や家族の希望に応じて決定する．これは途中で変更することも可能である．なお，管理料を算定する医療機関が医療機器などの調整・管理を行うのが基本なので，在宅側が管理を任されると，日ごろの生活を踏まえた臨機応変な対応がしやすくなる．

④中心静脈カテーテル・CVポート，腹膜透析などの管理方法

これらの管理方法は病院によって異なる場合が多く，また在宅で管理することも比較的少ないため，必要な児・者の退院調整会議では，在宅での管理方法について丁寧に話し合い，役割分担や緊急時の対応を決めておく必要がある．自院の管理・手技に関して，病院側によく理解してもらえるよう事前にマニュアルを渡したり，在宅医療機関の看護師（看護師長クラス）が病院に赴き病院看護師や訪問看護ステーションのスタッフと十分な事前の打ち合わせをしておく．一般に，人工呼吸器や吸引など多くの医療管理は自宅に戻ってくると緩めになる．しかし，中心静脈カテーテル・CVポートの管理については，手袋やマスクの着用などを含め，自宅ではより厳密に行う必要がある（17章参照）．このため，ライン交換や薬液の補充，感染予防のエタノールロックを定期的に行うかどうかなど，具体的な対応を話し合い，決めておく必要がある．

⑤退院の日取り

それぞれの職種が退院の日にどのような支援をするかを確認し，本人と家族の状況とも調整して，退院の日取りを決める．

⑥支援コーディネートのキーパーソン

本来は相談支援専門員に依頼するのがよいが，いない場合は地域の保健師に依頼する．医療機関や訪問看護ステーションにソーシャルワーカーがいる場合は，そちらに依頼する場合もある．

D. 予後の限られた状況での退院支援

固形腫瘍や白血病などの終末期悪性腫瘍患者の退院調整は，その他の患者（人工呼吸器装着や気管切開など）の退院調整とは別の手続きと考える．患者の生命予後が厳しく，残された時間が少なく，また状態が数日で変わる可能性のある状況で，患者・家族の希望を速やかに把握し，在宅移行の希望が明確であるならできるだけ早い時期に退院すべきだからである．退院は患者の状態が落ち着いてから，などと考えていると，思わぬ急変で希望がかなわない結果となることも多いため，スピード感と患者・家族の意向を直接聞くというプロセスが非常に重要であり，十分な時間をかけ地域の支援チームを作り上げていくという退院支援とは全く別の支援である．

また，小児の悪性腫瘍の在宅医療でも訪問看護は必要だが，人工呼吸管理，気管カニューレからの痰の吸引，経管栄養といったいわゆる医療的ケアが必要な患者とは異なり，訪問看護の導入が困難であることが多い．医療的ケアが必要な患者はNICUなどから初めて退院する場合も多く，医療職の助けがないと生活が成り立たないという両親の認識もあって導入は一般にスムーズであるが，悪性腫瘍の患者は発病前には医療的ケアは不要で，特に支援もなく生活していた経験があるため，母親が訪問看護の導入に抵抗を感じることも多い．退院当初は具体的なケアがなく，看護師が手持無沙汰になることもあるため，訪問看護の導入時期は退院時にこだわる必要はないが，状態が目まぐるしく変わりながら最期を迎えるがんの患者では，訪問看護の導入時期や，訪問看護で何を行うかについては症例ごとに配慮が必要である．訪問看護よりも先に訪問リハビリを導入した方が，患者や家族との信頼関係を築きやすい場合も多い．

3 訪問時のマナー

POINT

- 訪問診療において患者宅でのマナーや立ち居振る舞い，服装などは重要である．
- 社会人として好感のもてる身だしなみやマナーを身につけておくことは，患者家族との関係構築の第一歩と考えるべきである．

A. 身だしなみ

訪問の前に服装や自分の髪型や体臭なども意識する．

(1) 服装

- 清潔で相手に不快な想いを抱かせない服装にする．
- 患者の年齢や背景も考慮する．
- 男性は，襟付きのシャツにできるだけジャケットを着用する．
- あまりにカジュアルなものは避ける．肌の露出にも注意する．
- サンダルは不可．白衣は不要．

(2) 髪型・髭

- 髪が長い場合は，できるだけアップにする．
- 服装同様，相手に不快な思いをさせないようにする．
- 髭も院内の職員などに意見を聞き，患者の感情を害さないように注意する．

(3) 体臭・口臭

- 自分ではなかなか気がつかないので，職員にチェックを受ける．
- タバコ，汗などに注意する．
- 必要であれば，往診の前にシャワーを浴びるなどの工夫をする．

B. 訪問の際の注意事項

患者宅を訪問する際には，何よりそこが患者にとって極めてプライベートな空間であることを自覚する．

(1) 玄関で

必ずはっきりと挨拶する．玄関では自分の靴はできる限り揃える．冬場はできるだけコートを脱ぎ，内側が表になるように軽くたたんで玄関に置いておく．

(2) 居室で

- 患者の居室までの動線では，ほかの部屋を覗いたりキョロキョロしたりしない．
- 患者やほかの家族に挨拶をして「手を洗わせて下さい」と明確にお願いし，手を洗う．患者宅によっては，アルコールなどで手指消毒を行う．
- 手を洗った後は原則として，持参したペーパータオルなどで手を拭く．手を拭いたペーパータオルをその場で捨てる場合は，声をかける．
- 洗面所に置いてあるタオルやティッシュペーパーは勝手に使わない．
- ポビドンヨードなどでうがいをする用意をしている家もあるので，その場合はうがいもする．

(3) 診察の前に

- 患者宅の家具や本を勝手に触らない．見せていただくことがコミュニケーションを円滑にする場合もあるが，必ず見てもよいかと声をかけてから手にする．
- 居室に飾ってある写真や絵はある意味では他の人に見てもらいたいものなので，それを見て褒めることで会話が弾むことも多い．
- 自分が椅子などに座るときも許可を得て座る．テーブルにパソコンなどを置かせていただくときも，許可を得てからにする．高齢患者の場合，パソコンがカルテであることを説明すると「この医者はコンピューターばかり打って」と不快になることが少ない．

(4) その他

- 往診バッグなどは机の上には置かない．食事をする場所に置かれると不快に思う方もある．また，往診バッグなどは移動中に地面や道路には極力置かない．患者宅に持ち込む物なので，不潔にならないように注意する．

C. 診察の際の注意事項

患者宅は，病院の診察室や病室ではない．医療者にとってアウェイの空間であると同時に患者以外の家族のプライベートな空間でもある．

(1) 診察の時のマナー

- （患者が女性の場合は，）診察の際にいきなり服をあげるようなことはしない．必ず，声をかけ（子どもの場合は保護者にも）窓やカーテンが閉まっているかにも配慮する．
- 特に思春期以降の女性患者の場合は，同行する男性スタッフにも注意し，場合によっては下着の上から聴診するなどの配慮も必要である．

(2) ペットへの対応

- 基本的にペットは触らない．咬まれるなどの事故や感染などの問題もある．ただし，患者とのコミュニケーションのためにペットに触ることもあり得る．

(3) 小児の場合のきょうだいへの配慮

- 健常なきょうだいは，親や周囲の関心や注意が往診の対象である患者に集中することで常に寂しさを抱えることになる．
  訪問の際，きょうだいにもこまめに声をかけ，気にしていることを示すことは，家族と良好な関係をつくるために有効なアプローチである．

(4) 診療上の必要性から写真を撮る場合

- 必ず撮影の前に許可を得る．診療目的のみで使用することを説明する．患部が陰部などの配慮を要する場所の場合は，撮影も医師自らが行い，同行スタッフには見えないようにするなどの配慮が必要である．

4 初回訪問時の病歴の取り方と診察

POINT

- 診療情報提供書には記載されていないさまざまな出来事について，本人・家族から時間をかけて聞き取ることで，本人・家族の医療や医療者に対する思いを理解することができる．それは以後の本人・家族との関係における大きな財産となる．
- 本人の現在の状態を把握できれば，診療自体は可能かもしれないが，本人がこれまで受けてきた治療やその過程で経験してきた苦しみを理解した上で診療を行えるかどうかは，医療者の基本的な姿勢に影響すると考える．
- 「なぜこのような治療を受けたのか」といった言葉を批判的意味合いで安易に口にすべきではない．「後医は名医」といわれるように，医療においては後からみた者の方がより正確な判断をしやすい．
- 前医やその治療を批判しないことは医療者との連携上大切なだけではない．批評・批判はその場では差し控え，これまで受けてきた医療を本人・家族が数々の苦痛や葛藤を乗り越えてきた証として認め，本人・家族が医療そのものを信頼できるよう配慮することでもある．

A. 初回訪問の流れ

- 退院調整会議（2 章参照）などを経て，初回訪問が決まったら，あらかじめ診療情報提供書に基づきカルテを作成しておく．
- 当日は，まずは本人の診察を行い現在の状態を把握し，さらに診療情報提供書だけではわからないような病歴や家族の状況を把握する．初回訪問には十分な時間（1 時間半程度）を確保しておく．
- 初回のカルテ記載が終わったら，初回サマリと在宅療養計画書（**図 4-1**）を作成し，次回訪問時に本人または保護者にサインをもらう．

在宅療養計画書（例）（訪問診療同意書）

記入日：　　　年　　月　　日

医療機関名：○○○○クリニック　　医師名：○○○○

患者氏名	○○○○（性別：女）	生年月日	年　月　日（年齢0歳）
主病名	先天性多発関節拘縮症，低出生体重児，脳室周囲白質軟化症，喉頭軟化症，嚥下障害，気管切開後，人工呼吸管理		
症状等の状況	1. 主病経過の状況	30週4日体重1658 g で出生．多発関節拘縮，四肢の変形，筋緊張低下を認めた．挿管・人工呼吸管理を行い，喉頭軟化症，嚥下障害のため2か月時に気管切開を行った．3か月時に胃瘻造設を行った．4か月時に退院，訪問診療を開始した．	
	2. 体温，脈拍，排尿，便通 食事等の状況及び処置の概要	体温36度台，心拍数120台前後で安定．排尿・排便は自然にある．胃瘻からの注入栄養．	
	3. 主な検査結果	染色体検査で異常なし．	
	4. 医療デバイス	気管カニューレ，人工呼吸器，在宅酸素，吸引器，吸入器，胃瘻．	
	5. その他（特記事項）		
他の医療機関への受診状況	○○病院を受診する．緊急時は○○病院．		
家族とのかかわり	両親，姉と4人で生活．		
療養目標 体調がよい状態をできる限り維持し，自宅で安定して過ごせるようにします．	治療方針 呼吸，栄養などの全身管理を行います．成長・発達段階にあわせて，生活全体を支援します．緊急時を含め，必要な時にスムーズに病院受診できるよう介入します．		
訪問計画/その他療養上の対策 月2回の定期往診と，必要に応じて夜間・休日も含めて臨時往診を行います．当院からの距離は16 km以上離れていますが，16 km以内に対応できる医療機関が存在しないため訪問を応諾しました．対応が可能な医療機関ができた場合は紹介等の対応を行います．	問題点 気道の乾燥，カニューレ閉塞や計画外抜去に注意が必要です．気道感染の重症化に，特に注意します．		
超重症児スコア	超重症児スコア29点，超重症児．		
大島分類	大島分類1		
要介護度			
現時点で必要な福祉，保健，介護サービス等について	訪問診療，訪問看護，訪問薬剤管理指導 訪問リハビリテーション，通所リハビリテーション，訪問介護，児童発達支援　等		

上記訪問診療計画の内容について説明を受け，居宅での療養を行うことに同意いたします．
また，連携医療機関，訪問看護ステーションに私の情報を提供することも併せて同意いたします．

年　　月　　日

患者氏名

家族氏名（代表者）

※患者ご本人がサインできない場合は，保護者の代筆をお願いします

図4-1　在宅療養計画書

- 初回あるいは2回目の訪問で，日常薬・感冒薬の処方をする（24章参照）.
- 訪問薬剤管理指導の指示書，訪問看護指示書を記載する.
- 訪問看護指示書にサマリを添付して，訪問看護ステーションに送付する.

B. 病歴の取り方

(1) これまでの（病院での）治療内容の把握

- 病院での治療内容：どのような手術を何を目的に行ったかなど，できるだけ正確に.
- 病院で起こったイベント：感染，誤嚥，チューブ類の計画外抜去などのエピソードがあれば，今後の対策を検討できる.
- 医師からの情報と本人・家族の話の突き合わせ：これまで受けた医療について，本人・家族がどのような思いをもっているかを理解する．病院医師との連携を重視する.
- 予防接種歴：母子手帳で確認する．副反応の有無も確認する.
- 処方：退院時処方（定期処方）を確認する.
- 栄養：現在の栄養摂取状況，1日の回数，内容.
  経管栄養の場合：注入速度，ポンプ使用の有無，機種.

(2) 医療機器情報の把握

医療機器の情報は正確に把握する必要がある.

- 気管カニューレ：メーカー，サイズ，交換頻度.
  カニューレバンドの種類（既製品か手作りか）・交換頻度.
  Yガーゼ使用の有無，種類.
  気管切開部のケア方法と頻度.
- 人工呼吸器：機種，設定（アラーム含め），回路.
- 加温加湿器：機種，設定，水の補充方法，回路.
- 人工鼻：種類，使用状況.
- スピーチバルブ：使用の有無，使用時間.
- 排痰補助装置：使用の有無，機種，設定，NPPVの場合はインターフェイスの種類.
- 在宅酸素：機種，使用状況，使用量.
- 酸素飽和度モニター：種類，アラーム設定，プローブの供給頻度.

- バッグバルブマスク：有無，サイズ，リザーバの有無．
- 吸引チューブ：サイズ，種類，1か月に何本使っているか，保存法，吸い水の種類，吸引手技（素手か手袋使用か鑷子使用か，チューブの挿入の長さ，吸引時間）．
  在宅での基本は手袋不使用，ドライ法にて保存，チューブは1日1本とする．
- 吸引器：機種，吸引圧，吸引頻度．
  口腔内持続吸引器の有無と機種，メラ®唾液持続吸引チューブ使用の有無．
- 吸入器：有無，機種．
- 経管栄養：種類（経鼻胃管か胃瘻かEDチューブか腸瘻か）．
  経鼻胃管：メーカー，種類，サイズ，交換頻度，固定位置，挿入の困難さ．
  胃瘻：メーカー，サイズ，バルーン水の量，交換頻度，びらんなどがあり特殊なケアが必要な場合はその方法について．
  EDチューブ（基本的に病院で交換）：種類，サイズ，固定位置．
  腸瘻（基本的に病院で交換）：種類，サイズ，固定位置．
- 注入ポンプ：有無，機種．
- 栄養ボトル，シリンジ：種類，サイズ．
- IVH：ルートの種類（CVポート，ブロビアック®カテーテル，ヒックマン®カテーテルなど），刺入部のケア方法と頻度（消毒液によるかぶれなどがないか確認し，本人にあった消毒液を選択），ライン交換の頻度，手技．固定用フィルム，テープの種類，包交の頻度．
- 輸液ポンプ：機種．
- 間欠導尿：カテーテルの種類，回数．
- 膀胱バルーンカテーテル：種類，交換頻度．

(3) 家庭環境の把握

- 家族（父，母，きょうだい）：氏名，生年月日（特にきょうだいの状況は患者の生活に直接影響するので詳しく聞き取る．保育園などに通っている場合は，送迎が必要か，誰がしているかも確認する．またきょうだいの名前は記載しておき，訪問の際にきょうだいにも名前を呼んで声をかけるとよい）．
- キーパーソン，主介護者は誰か．
- 支援を頼める人（祖父母など）は近くにいるか．

(4) 自宅環境の把握

- ベッド：使用の有無，位置（窓際か，暖房機のそばか）.
  動く子どもの場合，ベビーベッドは使わない方がよい．成人の場合，床に寝ているとさまざまなケアが受けにくくなるためベッド使用を勧めることが基本だが，小児の場合，成人用の大きなベッドの手配が困難であり，また床で過ごした方が本人の成長発達に対応できることなどから，ベッド使用を勧めないことも多い.
- 階段，エレベータの有無.

(5) 身体所見の取り方

特別な身体所見の取り方があるわけではなく，基本に従い診察し，カルテに記載していく．医療的ケア児・者において特に重要なのは，呼吸の評価を丁寧に行うことである.

- 身長・体重，可能なら頭囲・胸囲：退院時に測定しているはずなので確認する.
- バイタルサイン：SpO_2，心拍数，呼吸数，血圧，体温.
- 呼吸の評価：聴診所見，呼吸数，呼吸音，呼吸の仕方，努力呼吸，失調性呼吸の有無，胸郭の動き（陥没呼吸の有無），胸郭の形.
- 気管切開の評価：なぜ気管切開しているのかの病態把握.
- 循環の評価：心音，心拍数，酸素飽和度，末梢血管再充填時間（キャピラリー・リフィリング・タイム），循環不全に伴う末梢の冷感.
  心拍数は苦痛の程度，状態悪化を表す重要な指標であるため，平時の心拍数を把握しておく.
- 消化器症状：腹部所見，胃残の有無と量，流涎，下痢，便秘，腹部膨満.
  胃残は循環動態の重要な指標にもなる．循環器不全のある患者に胃残増加などの消化吸収障害が見られた場合は，心機能の低下を疑う必要がある.
- 緊張，筋肉や四肢の状態：筋緊張，側彎，股関節，四肢の位置，関節可動域，拘縮の有無，呼吸と緊張の関係を評価.
  初診時には患者を実際に抱いて，できるだけ患者の身体を動かしてみるとよい．それによって，筋力，関節の状態（股関節や肩に脱臼はないか），皮膚の状態（腫脹，発赤）などを診ることができる（コラム1参照）.
- けいれん：有無，症状.
- ADL：寝返り可能か，座位・立位保持可能か，歩行可能かなど．成人では

performance status（PS）（**表 4-1**）.

(6) 医療・社会資源の把握

患者が用いている医療社会資源についても情報収集を行う．この点は診療情報提供書にはほとんど記載がない場合が多いので，丁寧に主介護者から聴取する．

- 医療機関：主な診療科の担当医名，受診頻度．主な診療科だけでなく，眼科，皮膚科，整形外科などで，メインとなる医療機関とは異なる医療機関に通院していれば，具体的に聞く．自宅近くの開業医などで予防接種を受けている場合もあるので，それも確認する．
- 療育機関：機関名，担当医名，受けているサービス(リハビリテーション，歯科治療，眼科治療など)．
- 訪問看護，訪問リハビリテーション：事業所名，担当する曜日．
  訪問看護ステーションが訪問リハビリテーションを提供している場合は，その点も確認．
- 相談支援専門員：事業所名，担当者名．
  相談支援専門員が関わっていなくても，保健師や行政のソーシャルワーカーが類似の役割を果たしていることがあるので，その点も確認する．

表 4-1　ECOG の performance status（JCOG 訳）

Score	定義
0	全く問題なく活動できる． 発病前と同じ日常生活が制限なく行える．
1	肉体的に激しい活動は制限されるが，歩行可能で，軽作業や座っての作業は行うことができる． 例：軽い家事，事務作業
2	歩行可能で自分の身の回りのことはすべて可能だが作業はできない． 日中の 50%以上はベッド外で過ごす．
3	限られた自分の身の回りのことしかできない．日中の 50%以上をベッドか椅子で過ごす．
4	全く動けない． 自分の身の回りのことは全くできない． 完全にベッドか椅子で過ごす．

（Common Toxicity Criteria, Version2.0 Publish Date April 30, 1999.
http://ctep.cancer.gov/protocolDevelopment/electronic_applications/docs/ctcv20_4-30-992.pdf
JCOG ホームページ http://www.jcog.jp/　より）

- ヘルパー，通園・通所，入浴，短期入所（ショートステイ）などのサービス：事業所名，サービス内容.
- 身体障害者手帳，療育手帳，小児慢性特定疾病，難病，児童手当：それぞれの有無を確認.

C. 今後の見通しと計画

- 患者の見通し.
- 準備すべき薬剤や医療材料
- 今後の診療計画：訪問診療の頻度，必要な医療材料に関して病院管理とするか在宅管理とするか，次回以降の診療，予防接種，検査の予定など.

D. 初診時のカルテ記載

初診時に記載すべき事項と記載例を**表 4-2，3** に示す.

退院調整会議を退院前に行う場合は，カルテに開催場所，開催時間，参加者，会議の内容を簡潔でよいので記載する.

医療保険は退院した月からしか請求できないため，退院調整会議が退院月より前に開催された場合は，さかのぼって請求することになる．退院調整会議に参加した場合，カルテには退院時共同指導料を記載する.

表4-2　初診時カル

氏名：○○○○
生年月日：　　年　月　日　男
電話：
住所：
保険：

日付	
	症状・経過
S	＜初診の記録＞ ・診察した医師名 ・場所（自宅，グループホームなど），診療時間 ・退院かもともと自宅で生活していたか，退院の場合は病院名も
O	・診断名 ・体重，身長，頭囲，胸囲（可能な範囲でできるだけ詳しく） ・バイタルサイン：血圧，SpO_2，心拍数，呼吸数，$ETCO_2$ ・在宅酸素療法を行っている場合は酸素の量，呼吸器装着の有無 ・身体所見：ADL（必ず記載），排泄，移動，起立，座位保持が可能か，褥瘡の有無，デバイスのついている位置
A	・経過概要：経過，既往歴，アレルギーなど（気管軟化症，先天性心疾患など個々の問題ごとに整理して記載） ・既往歴，アレルギーの有無 ・家庭環境：キーパーソン，主介護者，きょうだい，一緒に住んでいないが影響力のある家族などのそれぞれの名前，生年月日 ・医療デバイス ・がんの場合，がん性疼痛およびがんの症状コントロール状況 ・本人の病識，告知の有無 ・看取りの場所の希望（自宅か病院か，医療の差し控えの希望の有無など） ・介護保険使用の有無，要介護度 ・大島分類 ・超重症児スコア ・処方 ・栄養（食事量，注入の時間・量，栄養剤の種類） ・予防接種歴 ・医療社会資源：病院（担当科，医師名），療育機関（医師名），訪問看護ステーション（訪問曜日，時間），ケアマネジャー，相談支援専門員，保健師，ヘルパー事業所（訪問曜日，時間），薬局，身体障害者手帳などの取得状況
P	・今後の予定（次回訪問の目安，訪問頻度など） ・注意点，申し送りなど ・特殊な疾患や目新しい概念の治療に関しては，簡単でもよいので内容を調べて記載しておく

テに記載すべき事項

	処置・行為
基本診療	・退院調整会議が済んでいる場合：在宅患者訪問診療料 ・退院調整会議が済んでいない場合：初診料＋在宅患者訪問診療料
処方	・常備薬を処方する ・定期処方についても病院から何日分出ているかを確認し，必要なら処方する
注射	
検査	
処置	

表 4-3　初診カルテ記載例（抜粋）

診断	＃小顎症 ＃ピエール・ロバン症候群
【Object】	
SpO_2：100%　P139　RA　自発呼吸　人工鼻 体重：6070 g　身長：64.2 cm（3 月） 表情豊か 左に首が傾く 口唇周囲　発疹　離乳食始めて発疹出現　お粥　ニンジン，リンゴのペーストなどまったく食べない 胸部：クリア 腹部：平坦，軟　皮膚きれい 定頸＋　下肢　少し緊張弱い ［カルテ記載日：○○年○月○日　○○時○○分　医師名：○○○○］	
【Assessment】	
経過概要	第 1 子が難産だったために，都立○○の産科にかかっていた．妊娠中から発育不全を指摘されていた．37 週 5 日経腟分娩で出生．Apg：8/9．生後 1 か月半で体重増加不良を指摘され，○○○○年 10 月 24 日（生後 3 か月）で入院．呼吸の喘鳴は続いており，入院前の 10 月 16 日に○○の小児耳鼻科を受診し，ファイバー検査を行ったが，異常なしと判断された．入院後，陥没呼吸が続いており，10 月 26 日に再度耳鼻科でファイバー検査をした後，急変し ICU に入室．27 日に○○医療センターに転院．ファイバー検査結果では，咽頭狭窄と診断され，11 月 3 日に気管切開実施．11 月 15 日に都立○○に転院になった． 1 月に退院調整会議を行い，外泊試みたが，呼吸状態悪く延期．2 月 19 日外泊，外泊時嘔吐，下痢，20 日に帰院．今回 3 月 1 日に退院．
家庭環境	父　○○　○○年○月○日　会社員 母　○○　○○年○月○日　会社員 姉　○○　○○年○月○日　保育園 主介護者　母 姉の保育園の送り迎え　基本　父　だめなら訪問看護が留守番して母が送り迎え 母の実家　茨城　父の実家　青森
医療デバイス	気管カニューレ　シャイリー™3.5 PED　予備 3.0 バンド　デイル・カニューレホルダー Y ガーゼ　使用していない　不織布を挟んでいる 吸引器　パワースマイル 吸引チューブ　トップ吸引　カテーテル 8 Fr　1 日 1 本　素手　保存ドライ法 吸引の深さ 7 cm HOT　星 5 L 機 SpO_2モニター　パームサット　アラーム設定：SpO_2＜93　HR＞180　＜80 吸入器　ヴィガーミスト アンビュー®バッグ　酸素リザーバーバッグなし 人工鼻　サーモベント® T　1 日 1 個⇒ソフィットベント SV-S に変更
大島分類	現在 3
超重症児スコア	気管切開 8，吸引 3，経口摂取 3，計 14 点，準超重症児
内服薬	定期処方 ①ビオフェルミン®　0.6 g　分 3　30 日分 ②オノン®ドライシロップ 10%　45 mg　分 2 ③ムコダイン®DS 50%　180 mg　分 3
栄養	ミルク 120 mL×8 回⇒1 回 160 mL に増やしている 離乳食トライ中
予防接種	ヒブ，プレベナー，4 種混合 3 回 B 型肝炎 2 回　ロタリックス 2 回
医療・社会資源	訪問看護　○○ステーション　週 5 回月～金　4 時～5 時 45 分 病院：○○病院　小児科　日程不明 ○○医療センター　耳鼻科　○○先生

コラム1　子どもの抱き方

つっぱる子ども（筋緊張亢進）と，ゆるゆるの子ども（筋緊張低下）がいる．つっぱる子どもは脳性麻痺に多く，ゆるゆるの子どもは神経筋疾患の子どもに多い．それぞれの特徴を理解し，子どもにとって安楽で，成長発達が促せるような関わりを心がけたい．

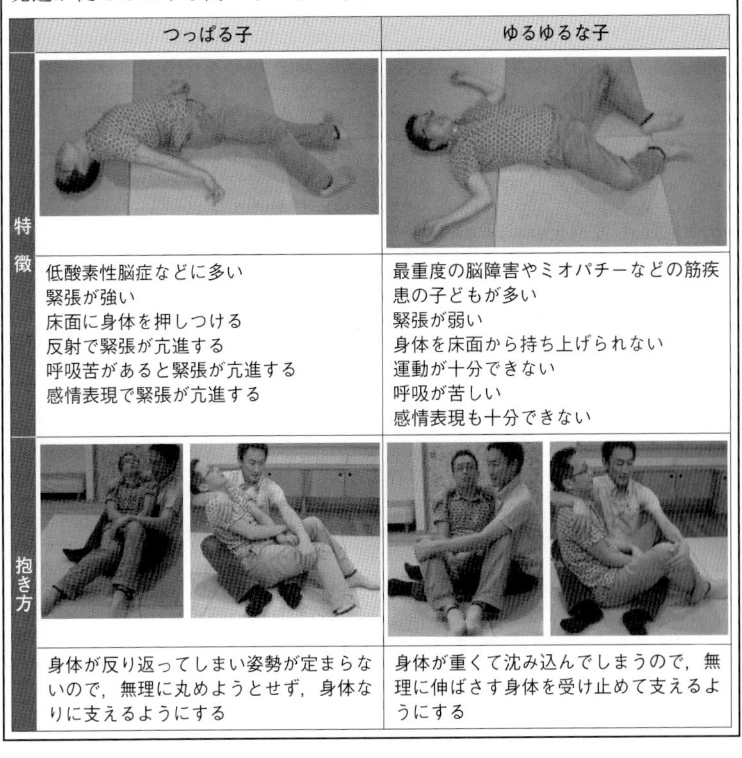

	つっぱる子	ゆるゆるな子
特徴	低酸素性脳症などに多い 緊張が強い 床面に身体を押しつける 反射で緊張が亢進する 呼吸苦があると緊張が亢進する 感情表現で緊張が亢進する	最重度の脳障害やミオパチーなどの筋疾患の子どもが多い 緊張が弱い 身体を床面から持ち上げられない 運動が十分できない 呼吸が苦しい 感情表現も十分できない
抱き方	身体が反り返ってしまい姿勢が定まらないので，無理に丸めようとせず，身体なりに支えるようにする	身体が重くて沈み込んでしまうので，無理に伸ばさす身体を受け止めて支えるようにする

5 患者電話対応

POINT

- 多くの患者・家族は「本当にきちんと対応してくれるのか，優しく受け止めてくれるのか？」など相当に迷い悩んで，いろいろな葛藤を経て電話をかけているため，真摯に対応すべきである．
- 在宅医療において電話で患者の訴えを聞き，その内容を理解し，主介護者である家族に適切に指示することは極めて重要な技術になる．
- 電話対応といえども，そこには医師のコミュニケーション能力が如実に表れる．
- 限られた時間の中で，正確に患者の状態を聞き取り，電話をかけてきた家族を安心させることが重要である．
- 最も重要なことは，電話で十分状況がわからない場合は，往診をためらわないことである．その場合には，まず「往診に行きます」と言って，本人・家族を安心させたうえで，状態を詳細に聞くというのも一法である．

A. 電話対応の基本姿勢

電話対応も患者あるいは家族対応の重要な手段と考え，傾聴を基本とする．しかし，実際に対面しての診療と異なり，時間を十分かけられない場合も多く，簡潔に行う努力が必要である．そのためには，こちらの知りたい情報を明確に伝えて，会話の主導権を掌握する必要がある．

B. 患者からの電話に対する臨時往診の適用

高齢者の在宅医療と小児の在宅医療の違いの 1 つに，臨時往診の適用がある．

高齢者で39度以上の熱が出た場合，重篤な感染症や脱水などを考えるべきで，可能な限り当日に臨時往診を行った方がよい（深夜帯の連絡で，経口摂取も十分できており，バイタルサインが安定していたら翌日の対応でもよいだろう）．しかし，子どもの場合は，感冒（かぜ）でも高熱が出ることがあり，発熱の頻度自体も高齢者より多い．子どもの場合は，発熱のみでなく，発熱に嘔吐が重なり水分摂取が十分できないと思われる時，経管栄養の子どもでは，胃残が増え消化吸収が十分できないと思われる時，また，呼吸不全が合併する時，酸素飽和度の低下，「呼吸がゼロゼロして苦しそう」「いつもよりハアハアしていて，肩で息している感じ」などの訴えがあったら臨時往診をするべきである．上記のような状態ではない場合は必ずしも臨時往診する必要はなく，そのような場合に備えてあらかじめ処方しておいた感冒薬や経口の抗菌薬などを使用するよう家族に指示し，経過を見ることも多い（24章参照）．

C. 電話対応の診療報酬の位置づけとカルテ記載

患者ないし患者家族からかかってきた電話に対応することは電話再診になる．電話再診は，通常の診療時間内であれば，電話再診料のみになるが，休日，時間外，深夜であればそれぞれ加算がつく（**表 5-1**）．

電話再診は本人以外でも家族や家族に準じてケアを行う者からの電話でも請求可能だが，訪問看護師からの連絡では請求できない．看護師への対応や指示のコストは，訪問看護の指示書料の中に含まれると考えられているからである．

また，医療機関側から様子を知るために本人や家族にかけた電話でも電話再診は請求できない．たとえ，その電話で薬の指示などを行っても請求できない．

したがって，電話対応をした場合，特に患者からかかってきた電話に応え

表 5-1 電話再診の請求

時間外	電話再診料＋	時間外加算
深夜22時から翌朝6時		深夜加算
休日		休日加算

るために電話した場合は，それが電話再診となることがわかるようにカルテに対応した時間，電話の内容，そして医師が出した指示や説明の内容を記載する必要がある．

当院では，電話対応した内容はすべて連携用ICTツールに記載することになっている．カルテに記載するのは，診療報酬が発生するもの，すなわち患者本人もしくは家族および家族に準じて自宅で患者のケア行う者からかかってきた電話に対応した場合である．その他の電話対応はカルテに記載してもよいが必須ではない．

D. 実際の電話対応

以下に場面，症状ごとに実際の電話対応のポイントについて述べる．

(1) 発熱

最も多く電話対応する症状の1つである．

発熱の原因で最も多いのは感染症であるが，体温コントロールが苦手な患者では環境温で熱が上がることがあり，全身の筋緊張のための発熱，悪性腫瘍による発熱などもあり得ることを理解しておく．電話では，熱の経過とその他のバイタルサインを確認する．また，嘔吐などの他の症状についても把握する．酸素飽和度や脈拍数がその患者にとって許容範囲であるかを確認する．酸素飽和度はもちろん重要だが，脈拍数も重要である．発熱が主な症状で，酸素飽和度や脈拍数がその患者にとって許容範囲であり，嘔吐などの消化器症状がなければアセトアミノフェン使用などで1日は経過を見てもよい．場合によって常備薬の抗菌薬を開始してもよい．ただし，往診導入後初めての熱であったり，本人・家族の不安が強かったりする場合は，臨時往診を行うことをためらってはならない．

(2) 頻脈

虚弱な子どもは感染症や体調不良の際に熱が出ないこともよくある．発熱にこだわると重要な疾患を見落とす場合もある．そのようなときも，脈拍は極めて重要で確実なサインである．一般に乳児では180以上，幼児，児童では170以上の頻脈が続く場合は，検査など何らかの対応が必要と考える．

(3) 酸素飽和度低下

酸素飽和度低下を訴える場合は，酸素飽和度モニターがある家であり，原則的に酸素濃縮器もあるはずである．したがって，酸素を開始してもらう．1〜2Lから開始し酸素飽和度＞95％以上を目指す．そのうえで，カニューレの閉塞や外れを確認し，酸素だけで酸素飽和度の値が上がらない呼吸器患者に対しては，バギングする．往診が待てず，回復せず下がり続ける場合は，救急搬送も考慮する．

(4) 嘔吐

1回目の嘔吐は酸素飽和度，脈拍数が大きく崩れていなければドンペリドン（ナウゼリン®）座剤などの使用を指示し，様子を見る．その際に経口摂取あるいは注入している栄養をソリタ® T配合顆粒3号などを用いた経口補水液にするのは有効な方法である．またミルクやラコール®を使用している患者では経口補水液を使って，ミルクや栄養剤を半分ないし1/3に薄めるのもよい．それで治まれば翌日まで様子を見る．それらの対応でも治まらなければ往診を行う．

(5) 下痢

下痢は，発熱，バイタルサインの大きな異常がなければ整腸剤を併用し，経過を見る．脱水の徴候があれば往診も検討する．

(6) 胃残が増える．あるいは胃残に血性のものや凝血塊が混じる

基本的に嘔吐と同じ対応とする．ミルクやラコール®を経口補水液で薄めるのは有効な対応である．

(7) 気管からの出血

気管からの出血の原因は，気道の乾燥，肉芽，気管腕頭動脈瘻を考える．経験的には多くが気道の乾燥である．気管切開後で呼吸器を使用していない患者は常に気道の乾燥のリスクがある．生食吸入，呼吸器装着などで十分な加湿を行うとともに，カルバゾクロム（アドナ®），トラネキサム酸（トランサミン®）などの止血薬の使用も効果がある．出血量が多い，拍動性である，といった場合は気管腕頭動脈瘻を疑い病院へ紹介する．

(8) けいれん

抗てんかん薬を内服していて，酸素飽和度の低下を伴わない短時間のけいれんはジアゼパム（ダイアップ®）や抱水クロラール（エスクレ®）などの緊急薬を使わないで様子を見る．10分以上けいれんが続くようならそれらの緊急薬の使用を検討する．それで治まれば往診に行かずとも経過を見ることができる．しかし，再燃する場合やコントロール困難な場合は往診を行う．酸

素飽和度低下を伴う場合は，5分けいれんが持続したら緊急薬を使用し，回復しなければ往診もしくは救急搬送を行う．

(9) 医療機器の異常

酸素，人工呼吸器，人工透析機器などは業者が24時間対応してくれる．注入ポンプやその他の機械はそれらの機器を管理している医療機関での対応になる．状況をよく聞き，患者と家族が困らない対応を行う．

(10) 状態が把握できないとき

本人・家族の訴えを聞いても状況が把握できないときは原則として往診を行い，本人の状態を医師が直接確認する．発疹，傷，褥瘡などは本人と当日の医師体制にもよるが原則往診での対応とする．呼吸状態については介護力の高い家族でも把握が困難であることを念頭に置いておく．

E. フォローアップ

電話がかかってきた患者の状態はきめ細かく追跡する．そのために，現在状態の悪い患者は可能な限り電話フォローの対象とし，電話当番の医師もしくは看護師が毎朝状態を確認するために電話をする．

可能な限り昨日までの状態をカルテや連携用ICTで把握して電話する．時間的にそれができない場合は，「今日の具合いはどうですか？」とオープンクエスチョンで電話をする．

モニターがある家では酸素飽和度と脈拍数は可能な限り聞く．体温も確認する．そのうえで，昨日まで問題になっていた症状がどうなったか確認する．

2日以上続けて症状の改善が認められず，家族に不安があるようなら往診を考慮する．

6 看取り

POINT

- 子どもおよび若年者の看取りにおける「家」の意味は，大きい．このことは多くの医療関係者が概念的には理解しているが，現実に子どもを家で看取ることのハードルはとても高い．
- その最大の要因となっているのは，家族による子どもの死の受容の困難さである．
- 成人の在宅緩和ケアにおいて，家で過ごすことを優先するために治療をあきらめたり治療を軽くするなどの選択がなされることはよくあるが，小児では家族があきらめられないため，そのような選択は困難なことが多い．
- このため，小児では家で過ごすために治療を家に持ち込むという選択が必要になることもある．
- それらをクリアし子どもが家で最期を過ごすことの意味は，何ものにも代えがたいほど大きい．

A. 子どもおよび若年者の看取りにおける「家」の意味

本章では主に小児および若年成人の看取りについて述べる．成人の特に高齢者の看取りについては各種成書を参照されたい．

成人において「家」はまちがいなく看取りの場所として，今後より一層社会に浸透していくと思われる（コラム 2 参照）．では，子どもや若年成人ではどうか．

WHO の子どもの緩和ケアの定義では，重要な緩和ケアの場所として，あえて自宅が記載されている[1]．それは，子どもにおいても「家」が終末期ケアと看取りの場所としてふさわしいにもかかわらず，それが難しいということを示しているとも思われる．子どもの「死」を受け入れることは成人以上に困難で，治療・延命の医療から緩和ケアへの移行，いわゆるギアチェンジが困難であるということが大きな要因になっている．たとえば成人のがん患者の場合，緩和ケアに移行した後も化学療法を継続することはあまりない．在宅緩和ケアにおいてはその傾向はさらに強まり，化学療法はもちろん輸血も困難になることが多い．ここで，患者や家族は「治療や輸液などの延命処置」をあきらめねばならない．これが，子どもにおいては困難である．子どもの緩和ケアでは，通常本人ではなく親などの保護者が治療方針を決めることになるため，親のケア，親との関わりが本人と同じくらい重要な要素になる．親にとって「治療をあきらめる」ことは，そう簡単にできることではない．もし,「治療をあきらめる」ことが在宅移行の条件になるなら，多くの親が在宅移行を拒むであろう．

したがって子どもの看取りを目的に在宅移行を進める場合には，家でも病院同様の治療環境を実現することが，時によって必要となる．それによって，小児がんの看取りなどにおいても，より多くの子どもたちが家で家族と共に最期の時間を過ごせるようになる．

B. 在宅看取りに至るプロセス

病院に勤務していると，実際に在宅で最期を過ごす選択肢をどのように患者の家族に話し，具体的に進めていくのか，想像するのは難しい．それは，以下のようなステップによる．

(1) 最期をどこで過ごすか

最期をどこで過ごすかを患者と家族に決めてもらう．それは，家か，病院かということである．

(2) いつ話すか

大事なことは，それをいつ話すかということである．そのタイミングは初診時ではない．在宅医が家族との信頼関係ができる前に看取りの場所について話すことは，大きなリスクを孕んでいることを理解する必要がある．

信頼関係を築くためには，家で良い時間を過ごすことが必要である．家で良い時間を過ごすことを手伝って初めて，家族は在宅支援の医療者を本当に信頼する．多くの家族，親にとって，いくら良い看取りと言っても，わが家族，わが子を看取る体験などしたくない．特に子どもの場合，最初から「緩和ケア」を掲げて在宅介入するのは，両親にとっては「自分の子どもの死を受け入れろ」と言われているに等しい行為である．子どもに死んでほしくない，1分1秒でも一緒に居たいと思い，そのために親は，迷い，悩み，手を尽くし，心を尽くす．

医療者がそれを理解し，一緒に悩み，一緒に揺れ，手と心を尽くしてくれたと感じた時に，家族は初めてその医療者を信頼する．その時初めて医療者は「最期を家で過ごすか，病院で過ごすか」という問いを発することができる．

(3) 共に過ごした時間がつくるもの

当初，なぜうちの子だけがこのような目にあうのかと，やり場のない怒りや悲しみに駆られている家族も，いろいろな支援者に囲まれて過ごす中で「この子と親子でよかった」「生まれてきてくれてありがとう」「出会えてよかった」「助けてくれてありがとう」といったポジティブな思いを抱く経験を重ねていくことができれば，悲しみや怒りが心の中に占める割合が相対的に減っていく．そして支援者との信頼関係も深まっていく．家で良い時間を過ごすことができた分，また支援者との信頼関係が深い分，家族は「家での最期」を希望するようになる（コラム3参照）と感じている．もちろん，家族ごとの事情があるので，「家」がすべてのケースで最適というわけではないことに留意するべきである．

C. 家での看取りにおいて重要なこと

家での子どもの看取りに寄り添い，家族との信頼関係を築くには，以下のようなことが大切と考えている．

(1) 症状コントロールに努め，安定した状態を保つこと

医療者としては，何よりもまず知識と技術を尽くして症状をコントロールして，苦痛の除去をはかることが大切である．落ち着いて過ごせる，状態の安定した日々が一定期間以上あってこそ，家族もポジティブな思いを積み重ねていくことができる．医療行為で症状をコントロールしていくことは，医療者にしか許されていないのであるから，安定した状態を保てる体制の構築は医療者としての最重要課題と考える．

また，終末期の子どもや若年者では，通常の成人終末期の対応ではコント

ロールしきれないような激しい痛みや苦痛が生じることがあるため，これらに対応できるようになることも重要である（13，14 章参照）．

(2) 本人や家族の力を信じ，その思いを尊重すること

患者の終末期，家族はさまざまな思いを抱く．家族によってはその思いがたとえば「抗菌薬の投与は受けたくない」など，医学的な判断に反する場合もある．在宅看取りの場においては，そのような医療者としては受け入れがたい家族の思いも，否定せず真摯に受け止める必要があると考えている．

家族がそのような思いを抱くには，何らかの理由がある．たとえば，医学的には積極的治療を継続すると副作用でかえって残された時間を縮めてしまうと考えられる状況であるにもかかわらず，家族が治療の継続を望む場合には，「その治療をあきらめると，自分たちにできるのはわが子が死んで行くのを見ることだけになるのが怖い」という思いがあったりする．そういった思いがあることに自ら気づいて初めて，家族はそれを踏まえての決断というステップに進めるのである．

家族が何か重要な決断を迫られており，葛藤を抱いているような時には，その選択をした場合としなかった場合，それぞれについて考えられる経過を具体的に理解してもらうまで説明する．その際，基本的にどちらかを推奨するようなことはせず，専門職として知りうることを，家族と対等な横並びの立場で伝えるよう心がけ，あとは考えてもらう時間を取って家族に決断を任せる．どちらの決断をしてもそれを尊重し，最期まで支援することを伝えている．

患者家族と横並びで伴走する姿勢で関わり，また患者の安楽な状態を保つための体制が構築できていれば，家族は誰かに言われなくても，自ずと「子どもと一緒にいられる今この時間がかけがえのないものである」という感謝にも似た思いに至るようになると感じている．

文献

1）WHO web：https://www.who.int/cancer/palliative/definition/en/

・日本緩和医療学会　緩和医療ガイドライン委員会：終末期がん患者の輸液療法に関するガイドライン 2013 年版．金原出版，2013．

・森脇浩一ほか：NICU・GCU からの一歳前の人工呼吸管理付き退院児の実態調査．2014．厚生労働科学研究費補助金　平成 23～25 年度　重症の慢性疾患児の在宅での療養・療育環境の充実に関する研究

コラム2　成人の在宅緩和ケア

2019年現在，わが国の年間死亡数は138万1098人，主な死因とその死亡数は，第1位悪性新生物（がん）37万6392人，第2位心疾患20万7628人，第3位老衰12万1868人，第4位脳血管疾患10万6506人で，第1位のがんは死亡原因の27.3％である．さらにがんは，40～89歳の死因の第1位であり，高齢者のみならず，壮年期の終末期ケアでも，がんのケアは重要である[1]．

2018年のがん患者の死亡場所は，83.3％が病院（緩和ケア病棟13.9％，その他の病床69.4％）であり，自宅が12.1％，介護老人保健施設や，老人ホームが3.9％である．全死因での死亡場所は，73.6％が病院（緩和ケア病棟3.7％，その他の病床69.9％）で，自宅が13.7％，介護老人保健施設や，老人ホームが10.6％なので，がんでは，自宅での死亡数が少なく，ほとんどが病院で亡くなっている．また，病院で亡くなっているがん患者も約83％が，一般病棟で亡くなっている[2]．

わが国の緩和ケア病棟は，1990年に診療報酬に緩和ケア病棟入院料が新設されたことにより制度化された．年々その数は増加し，緩和ケア施設数，病床数ともに増加し，1990年に5病棟（117床）だった緩和ケア病棟は2019年には431施設（8,808床）となった．2018年の平均在院日数は，29.6日[2]．全病床の平均在院日数は，27.8日で，一般病床の平均在院日数が16.1日[1]であることを考えると，緩和ケア病床では比較的長期の入院患者が多いことになる．病床数の増加が困難な状況の中，緩和ケア病床の飛躍的な増床は見込めない．では，がんの患者の大半が，一般病床で亡くなっている現状を鑑み，より多くの患者に緩和ケアを提供するためにはどうするのかという課題に応えるのが，在宅緩和ケアの推進である．

現在，緩和ケア病棟と地域の在宅緩和ケアを循環型で連携させ，緩和ケア病床の入院日数を減らし，ベッドを有効に活用することで，緩和ケア病床を増やすことなく，緩和ケア病床での死亡者を2倍，あるいは3倍に増やすことが期待されている．

現在，在宅医療の要となることを期待され，保険診療上優遇される在宅療養支援診療所は，届け出制で一定の条件を満たせば，地域の診療所がその指定を得ることができ，2015年で14,562施設に達する[3]．在宅看取り数の報告義務があるが，2012 年で在宅看取りを行ったのは 51.4％であり，実際に 1 例でも在宅看取りを行った在宅療養支援診療所は約 1/5 でしかないのが実態である[4]．今後，どのようにして看取りができる在宅療養支援診療所を増やしていくのかが課題となっている．

1) 厚生労働統計協会：国民衛生の動向．2020/2021.
2) 升川研人，宮下光令：データでみる日本の緩和ケアの現状．日本ホスピス緩和ケア白書 2020．青海社，2020.
3) 保険局医療科調べ（平成 27 年 7 月 1 日時点）.
4) 西本真弓：在宅療養支援診療所と在宅看取りに関する現状と課題．在宅医療助成　勇美記念財団，2014.

コラム3　共に生きる時間の大切さ

根治に至る治療法がない脳幹部神経膠腫という脳腫瘍の7歳の女の子とその家族の話である．その家族は，とある地方で暮らしていた．しかしある日，2人姉妹の長女が頭痛を訴えるようになった，精査の結果，脳幹部神経膠腫と診断を受けた．放射線治療を受け，一時状態は改善したものの，再度腫瘍は増大し，徐々に状態は悪化し，その子は歩けなくなってきた．残された時間が少ないと考えたご両親は，思い出作りのために家族で東京ディズニーランドへ旅行に出かけた．しかし，楽しい思い出を作るために出かけたその旅行で，その子は急変し，呼吸停止となり，ディズニーランド近くの病院に搬送．そこで心肺蘇生を受け人工呼吸管理となり，その後，気管切開術を受けた．

家族は，その子と暮らすために，東京都内に引っ越した．我々は，その子の退院調整から関わることになった．退院前に病院を訪問し初めて出会ったその子は，可愛らしい女の子で，眠り姫のように目を閉じ横になっていた．

そして，訪問診療が始まった．通常，退院したばかりの子どもの家には，医療ケアの大変さはあっても「病院で頑張って治療をして，やっと自宅に帰ってきた．これから，家族皆で暮らせる」というような前向きな明るい雰囲気があるものである．しかし，その家の雰囲気は異なっていた．張り詰めた緊張感が漂い，私たちを拒絶しているかのようにさえ感じられた．その子には未来がない現実を突きつけられていたからであろう．「いつ亡くなってもおかしくない，回復もあり得ない」と医師から告げられ帰ってきた，突然の理不尽な運命に対する受け入れがたい怒りが，この緊張感を生んでいるのかと感じた．しかも，楽しいはずの家族旅行で起こった突然の出来事に，ご両親には自分たちを責める想いもあっただろう．そして，私たちはこの突然の最悪の運命，最悪の病気が呼び寄せた人たちなのである．笑顔で歓迎されるはずもない．往診の最中，重苦しい雰囲気の中で無邪気にはしゃぐ4歳の妹さんの声が場違いに響いていたのが今でも心に蘇る．気管切開，人工呼吸器，頻回の吸引，経管栄養など24時間のケアにお母さんは疲弊し，紹介元病院の配慮によるレスパイト入院もよく希望されていた．本人の状態が安定しているので，私たちがお散歩など外出を勧めても，ディズニーランドでのことが怖いと言い，なかなか外に出ようとはしなかった．

当初1か月程度の生命予後と思われたその子は，私たちの予想を越えて安定して自宅で生活できた．その間，当然，私たちは呼吸器のケアと栄養など全身管理は相当なエネルギーをかけた．特に，退院時から長期臥床による無気肺があり，自発呼吸が全くないので排痰は困難で，機械的排痰補助装置や肺内パーカッション換気療法を用いて，排痰ケアに力を尽くした．その結果，その子は約1年間も自宅で生活できた．最後は癌性悪液質で緩やかに全身状態が悪化し，安らかに亡くなった．

その1年の間に家族は驚くほど変わった．お母さんはできるだけ自宅で一緒に過ごしたいと言い，徐々にレスパイト入院の頻度が減り，最後の数か月はずっと家で過ごした．また，あれだけ外出を怖がっていたのに，亡くなる3か月前には本人に着物を着せて，家族で七五三の写真を撮りに出かけた．亡くなる数日前に看取りの日が近いことをお知らせしたのだが，病院で亡くなるか，自宅で亡くなるかという私の質問にも，はっきり「家で見送ります」と答えた．ご両親は本当にしっかりと旅立ちの時を受け止めていた．そして，その子が亡くなった当日は，関わった在宅支援のメンバーが数十名，次々にその子に会いに家を訪れた．両親は涙を流しながら，笑顔でお礼を言われており，訪問が始まった当初の張り詰めた空気とは全く違う，暖かな空気がそこにあることを感じた．

わが子を失う理不尽な運命の中で，1分1秒でも一緒に居たいという家族の想いに寄り添う小児在宅緩和ケアの重要性を感じたケースであった．

7 感染症への対応

POINT

- 新型コロナウイルスあるいは新型インフルエンザの流行期においても，在宅患者への診療を継続し，往診地域内から希望があれば断ることなく新規の患者も受け入れ続ける．
- 患者への感染を防ぐために，職員の感染予防と体調管理に万全を期し，職員の健康と安全を守る．
- そのために正しい知識に基づく正しい行動を冷静に全職員が行う．

本章では，今後数年間は在宅診療において必要と思われる新型コロナウイルスへの対策を主に解説する．この対策を行うことで，季節性インフルエンザや新型インフルエンザ，あるいはノロウイルスの感染対策も同時に行えると考える．

2019年11月に中国湖北省武漢市で発生した新型コロナウイルス（SARS-CoV-2）は現在，世界中でパンデミックを起こし，2020年7月下旬で，わが国でも3万人の感染者と約1000人の死亡者が出た．

SARS-CoV-2の感染様式やその特性について，私たちはまだ十分に理解しているというわけではないが，現時点で私たちが知りうる範囲で，その対応を以下のようにまとめた．

A. 新型コロナウイルス感染予防のための原則

新型コロナウイルスは飛沫感染と接触感染で感染し，目，鼻，口から侵入するため目，鼻，口を守ることが基本である．潜伏期間は約5日間（1～14日）で，感冒症状（発熱，咳，喀痰，咽頭痛，鼻汁）などが比較的長く，平均約7日間持続する．感染力は症状出現の2日前から発生する．感染経路は飛沫感染，接触感染，一部でエアロゾル（くしゃみなどで発生）による感染である．排泄物，吐物，唾液などにウイルスが排出されるため，食事とトイレでうつる．感染対策は手洗い，咳エチケット，換気と環境消毒，検温，加湿して喉を潤すこと．併せて3密（密集，密閉，密接）を避けること．換気が悪く人が密集する場所，特に近い距離での飲食を避けることである．

(1) 消毒液の選択

ノロウイルスは，エタノールで失活せず，主に次亜塩素酸ナトリウムを用いるが，次亜塩素酸ナトリウムは皮膚毒性があるので，手指消毒には用いられない．近年，わが国を中心に使用されるようになった次亜塩素酸水は，塩酸または塩化ナトリウム液を電気分解して作られ，光で失活するので遮光して保存する必要がある．また，次亜塩素酸ナトリウムとは異なり，皮膚毒性がないため，手指消毒にも用いることができ，新型コロナウイルス，インフルエンザウイルス，ノロウイルスいずれにも有効とされる．

(2) 新型コロナウイルスの安定性[1)]

・温度4℃では14日間安定，22℃では7日間安定，37℃では2日で検出されなくなる．70℃では5分で失活する．
・温度22℃，湿度60％で物の表面に付着したウイルスの活性の持続は，以下の通りであった．
　・印刷物，ティッシュペーパーは3時間．
　・加工木材，布地は2日間．
　・ガラス，紙幣は4日間．
　・ステンレス，プラスチックは7日間．
　・サージカルマスク表面は7日後に検出．内側は7日後に検出されず．

B. スタッフの体調管理

(1) 勤務可否の基準

医師，スタッフの体調管理を厳密に行う．スタッフは，朝出勤前に体温を測り，自分の体調を確認し，体温が37.5度以上であれば自宅待機する．また，咳，咽頭痛，味覚異常，体のだるさ，嘔吐，下痢，体温が37度以上が2日続くなどの症状があったら，院内の医師に相談して勤務できるか決める．医師に相談できない際には出勤しない．また，上記の体調不良が4日以上続くときには，医師の診察を受ける．スタッフの家族に37.5度以上の発熱がある人や体調不良の人がいる場合で，自分の体調が問題ない場合には，医師に相談する．原則として事業所での勤務は不可とする．自分自身および，家族の体調不良で自宅待機になった者は，医師の許可によって出勤可能とするが，その目安は体温が最低4日間37.5度未満であること，もしくはPCR検査によるSARS-CoV-2陰性の確認である．

(2) 感染予防のための行動

マスクは1人につき1勤務日あたり1枚支給する．通勤の電車やバスなどではマスクをする．マスクをしていない人から離れる．つり革や手すりを触った手で，自分の顔を触らない．自分の顔を触る癖のある人は，手持ちの消毒液でこまめに手指消毒を行う．手指消毒には，できるだけインフルエンザウイルスとノロウイルス共に有効な消毒液を用いる．

オフィスに入る前に手を洗い，オフィスではマスクを常に着用し，人との距離をあける．マスク着用で1m，マスク無しで2mを目安とする．マスクの表面は触らない，マスクを触ったら手指消毒する．マスクを置くときは必ずティッシュペーパーを敷いて置き，その後ティッシュペーパーは廃棄する．共有のパソコンは使用するたびにアルコール綿で拭き，スマートフォンやタブレットも表面をアルコールで毎日拭く．2時間毎にオフィスの換気を行う．オフィスで食事をとる際には，人との距離を2mあける．

オフィスのトイレは各自が使用するたびに次亜塩素酸ナトリウムなどで触れたところを消毒する．コンビニエンスストアや患者宅でトイレを借りる際も使用前後で消毒する．

原則として患者宅の訪問時と退出時に手を洗う．手洗いが難しい場合は手指消毒でもよい．往診車は必ず常に窓を少しでも開けて換気をする．退院調整会議，ケア担当者会議はできるだけ電話やテレビ電話を活用する．

スタッフには，勤務時間外でも感染予防のために以下のような行動を指導する．外出して家に帰ったら必ず手を洗う，うがいをする．自宅の換気を3時間おきにする(ただし睡眠時は不要)．勤務外でも外出の際にはマスクを着用する．マスクは中性洗剤で洗浄して再利用し，外出時に使用したり家族で使用するなど工夫する．コンサート，ライブ，スポーツジム，興行目的で不特定多数が集まるスポーツ観戦には原則として行かない．外食の際には，他の客と2m距離をあけることのできる店にする．飲み会やパーティ等も人と人との間隔は2mあけ，個室などにする．同じ生活スタイルを守っていて，直近2週間以内に体調変化のない人以外との会食は避ける．県をまたいでの旅行は国の方針に依り，旅行先でもこの生活様式を守る．スタッフの家族も感染から守るため，上記の注意点を守るよう同居の家族にもお願いする．

C. COVID19疑い患者の診療

以下のように診療時の感染防御の段階を決める．

①フルプレコーション（N-95マスク，ゴーグル，ガウン，帽子，手袋）医師の判断で足カバー，ズボンも使用してよい

②通常予防（サージカルマスクとゴーグル）

N-95マスクは1回の使用で廃棄するほど量が確保できないので，サージカルマスクを外側に重ねて併用し使い捨てにしない．ゴーグルはアルコール綿で拭いて継続使用する．

往診前に患者と同居の家族（往診に立ち会わない人も含む）の中に過去4日以内に37.5度以上の有熱者がいないか確認する．過去4日以内に有熱者がいれば，往診チームが家に入る少し前にも再度家族，本人の体調を確認すると同時に，可能な範囲で換気をお願いしておく．有熱者がその場に居合わせなくても保菌している患者が咳や人工呼吸器装着などでエアロゾルで排菌している可能性があるので，フルプレコーションで診療する．その際に荷物は患者宅に直接置かず，ビニール袋に包んで置く．パソコンや，聴診器，SpO_2モニター，カプノメーター，ペンライトなどは，使用後アルコール綿等で拭く．

ただし，患者の平熱が37.5℃以上であったり，腫瘍熱，筋緊張による発熱など医師が明らかに感染ではないと判断できる場合は，通常診療でよい．それ以外にも，医師の判断で患者の病状，状態により　上記の①，②の段階の防御を実施してよいが，ガウンなどは数に限りがあるので，十分に必要性を考慮する．また，感染疑いの患者が気管切開している場合に加え，NPPV，ネーザルハイフローを使用している場合は，特にウイルスの飛沫，拡散量が多いので，患者との距離を2m以上あけている場合でも介助者も含め必ずフルプレコーションにする．

往診介助事務職員は，医師に準じて感染防御を行う．また，医師の判断で，往診介助事務職員は玄関や車内待機にすることも可能とする．玄関待機で

も，気管切開，NPPV，ネーザルハイフローの患者の場合はゴーグルやアイシールドを着ける．看護師は患者宅滞在時間が長く，気管吸引でエアロゾルが発生しやすく，排泄物を扱うので，注意を要する．気管切開や，NPPV，ネーザルハイフローなどがなく，排泄物の処理のみなら通常予防でよいが，発熱に限らず，くしゃみ，咳など気になる症状がある場合は，N−95 マスクを使用する．

感染疑い患者の診療後は，使用したガウン，手袋，サージカルマスクをビニール袋にいれて可能な限り患者宅で廃棄してもらう．

文献

1）Chin A et al：Stability of SARS−CoV−2 in different environmental conditions. Lancet Microbe. 2020. doi：10.1016/S2666-5247(20)30003-3

8 気管切開の管理

POINT

- 気管切開とは，何らかの理由で上気道が閉塞している患者の上気道をバイパスして換気できる気道を確保する方法である．
- 気管切開によって呼吸状態の改善が期待できるが，気管切開は，自然な呼吸において上気道が果たしていた機能（加湿，粉塵や病原体の除去，胸郭・肺のバルブ機能，声門下圧）がなくなるということでもある．
- 上気道の機能が失われることによって起こる合併症を理解し，問題を予測・予防することは気管切開の管理の重要なポイントである．
- 気管切開の種類によって，管理方法とケアのポイントが異なるため，どのような気管切開をしているのか，確実に把握しておく．
- 在宅においては，気管切開部の衛生管理は滅菌扱いが不要であるという認識も必要である．

A. 気管切開術の種類とその特徴

(1) 単純気管切開

単に気管に孔をあけ，皮膚から気管に気管カニューレを通す方法である．気管カニューレを挿入・留置しておかないと気切孔が数時間で縮小する．嚥下の際に必要な声門下圧が失われることが多く，唾液の垂れ込みや誤嚥が容易に起こり得る．気管切開していても，カフなしの気管カニューレとスピーキングバルブ，スピーキングカニューレを用いることによって発声することができる．

(2) 喉頭気管分離術

喉頭気管分離術を行い，食道と気管を完全に分離し，永久気管孔にする方法である．食道と気管を完全に分離してしまうため，声を失う．スピーキングバルブは使用できない，カニューレが抜けても気切孔は縮小しない，唾液の垂れ込みや誤嚥は起きないが，気道の乾燥が著しいことが特徴である．

B. 気管切開の合併症

気管切開の管理では，以下の合併症を理解し，起こる問題を予測・予防することが重要である（**表 8-1**）．

表 8-1　気官切開の合併症

(1) 気道の乾燥（喉頭気管分離術の方が強い）
(2) 胸郭の成長の遅れ，変形（喉頭気管分離，単純気管切開ともに起きる）
(3) 唾液の垂れ込み（単純気管切開のみ）
(4) 空気嚥下，腹部膨満
(5) 気管腕頭動脈瘻からの出血
(6) 計画外抜去と閉塞

(1) 気道の乾燥

気管切開後に最も注意するべきポイントである．乾燥した冷たい空気が直接気管に入ると，気管粘膜の損傷，気管壁粘膜上皮の線毛細胞運動の阻害によって，喘息発作様の呼吸障害を起こす．最悪の場合は，気管出血から気管支炎，肺炎に至る．なお，喉頭気管分離術を行った場合は，唾液の気管内への垂れ込みや唾液の誤嚥はないが，気道の乾燥は，単純気管切開よりはなはだしい．

気道の乾燥を予防するには，生理食塩水の吸入や人工呼吸器の導入が適切である．機種および回路に配慮し，電熱線入りの回路と十分な温度を確保できる加温加湿器と共に人工呼吸器を間欠的に使用することが最も有効である．なお，筆者らの経験では，室内の加湿はほとんど気道の加湿に意味をなさない．

(2) 胸郭の成長の遅れ，変形

喉頭気管分離，単純気管切開ともに見られる事象である．気管切開を実施したことによって肺気管内圧が低くなり，気管切開をした人に特徴的な浅くて速い呼吸になる．この結果，胸郭が十分に成長できず，漏斗胸などの胸郭変形をきたす．

胸郭の成長の遅れおよび変形を予防し，胸郭の成長を促すために最も有効であるのは，間欠的な人工呼吸器の使用である．スピーキングバルブを使用して呼気圧が発生する状態にすることも有効であるが，気道乾燥の問題があるため，間欠的な人工呼吸器の使用が最もよいと我々は考えている．

(3) 唾液の垂れ込み

単純気管切開に見られる事象である．気管切開したら唾液の垂れ込みも減ると考えられがちであるが，気管切開をすると呼気圧が低くなるため，唾液の垂れ込みは実際には増えることになる．唾液の垂れ込みが増え，吸引が頻回になるのは気管切開の大変重要な合併症である．スピーキングバルブの使用は唾液の垂れ込みに対し予防的に働く（8-E 参照）．

(4) 空気嚥下，腹部膨満

単純気管切開でより多く見られるが，喉頭気管分離においても空気嚥下によって腹部膨満，便秘，頻回の嘔吐が見られることがある．気管切開によって浅くて速い呼吸になることで口腔内での空気の処理が障害されることによると思われる．浅くて速い呼吸は空気嚥下を起こし，嚥下した空気により腹部膨満，便秘傾向，頻回の嘔吐などの原因となる．

(5) 気管腕頭動脈瘻からの出血

気管切開の合併症で最も重篤なものが気管腕頭動脈瘻からの出血である．気管切開患者の0.2〜0.4％の頻度で発症し，致死率は75％と極めて高い．腕頭動脈の気管への圧迫部にカニューレが接触し，潰瘍等の炎症を引き起こし穿破することにより大出血を引き起こす．このためカニューレの深さの調整を行う．出血のリスクが高い場合，あらかじめ腕頭動脈離断術を行うこともある．腕頭動脈瘻からの出血は拍動性のことが多く，カフが気管粘膜に接触する場所で起こることが多い．

緊急時の対応として，カフ付きカニューレの場合，速やかにカフを最大限膨らませて止血を行いながら救急搬送する．前兆として持続する出血が見られることがあり，このような場合も速やかに気管支鏡検査を積極的に検討する．

(6) 計画外抜去と閉塞

気管切開をしているにもかかわらず自由に歩けるような児・者は，容易に気管カニューレの計画外抜去を起こす．

気管カニューレの閉塞は計画外抜去ほど頻繁に起こらず，気道の乾燥を防ぐケアを丁寧にしていくことによって相当に予防できるが，それでも常に一定のリスクがある．閉塞の場合は速やかに新しいカニューレに交換する必要があり，その判断は介護者が行わなければならない場合が多い．閉塞を起こしやすい患者がいるので，そのような患者の介護者には閉塞のリスクについて普段から説明し，対応をトレーニングしておく必要がある（8-D 参照）．

C. 気管カニューレの種類と選択

気管カニューレには，①カフの有無，②単管式と複管式，③吸引ラインの有無，④発声用の側孔の有無，⑤固いポリ塩化ビニール（PVC）製か柔らかいシリコン製か，などによってたくさんの種類があり，患者の年齢や体格，発声，唾液の誤嚥の有無，肉芽の有無などの状態によって，適正なカニューレを選択する．小児の気管カニューレは，気管腔が狭いため，カフのないタイプを使用することが多い．

(1) カフなしカニューレ

交換や日常の管理は，カフ付きよりも容易であり，カフによる気管壁の圧迫，瘻孔形成の危険は少ない．頸髄損傷や，気管軟化症など，発声に必要な神経・筋の機能がある疾患の場合，カフなし気管カニューレを使用すれば人工呼吸療法中でも会話ができる．したがって，できるだけカフなしカニューレを使用することを勧めたいが，唾液の誤嚥が多い場合など，カフ付きカニューレを使用せざる得ない場合もある．

(2) カフ付きカニューレ

以前は内径が大きなサイズの製品しかなかったが，近年は，メラソフィット® ラブやビボナ® など，新生児にも使用できる小さなサイズのカフ付きカニューレも販売されている．適正なカフのエア量はカフ圧計を用いて決める．動画 12

(3) カニューレの素材

カニューレの素材としては，固めの塩化ビニール製，柔らかめのシリコン製，抗キンク kink（ねじれ）性の高い筒に金属のコイルを巻いたものなどがある．同一素材でも価格がメーカーなどによって異なるので，カニューレ選択の際はその点も考慮する．なお，コイル付きのものは，MRI 検査の際などに注意が必要である．

(4) アジャスタブルフランジ付きのカニューレ

通常のカニューレで管理が困難な場合，保険でカバーされる価格よりかなり高価なものになる（超過分は医療機関の負担）場合があるが，カニューレの挿入長を調節できるアジャスタブルフランジ付きのシリコン製のカニューレを用いることがある 動画 11.

D. 気管カニューレ管理の実際

(1) 病院で挿入されてきたカニューレの継続使用が原則

太さや長さの同じ他社製のカニューレに変更した場合でも，角度などに微妙な違いがあり，慣れるまで数日〜1 週間を要する．その間，患者は頻回の咳，分泌物の増加，吸引回数の増加などに悩まされるので，大きな問題がなければ，病院で挿入されてきた気管カニューレを継続使用する．

(2) Y ガーゼを外す

当院の 250 例以上の気管切開患者の在宅管理の経験から，カニューレの計画外抜去では，カニューレホルダーが付いたままカニューレだけが抜け首元にぶら下がっていることが最も多い．Y ガーゼを使用しているとガーゼに埋もれてカニューレが見えなくなり，発見が遅れることがある．Y ガーゼの使用は習慣的なもので，気管切開孔の傷が完治した後はほとんど意味がない．また，Y ガーゼに付着した痰が体温で温まり，菌が増殖すると，感染症のリスクが高まるため，この点からも当院では Y ガーゼを積極的に外している．

(3) 気管切開部の無菌操作は不要である

気管切開部は多くの医療機関で無菌操作がなされているが，気道内は胃などの消化管同様，体内ではなく外界と接する体表であり，無菌操作は必要としない．実際，気道に挿入する気管カニューレや吸引チューブは厳密な清潔管理をしたものでなくとも，それが直接の原因で気道感染を起こすことはほぼなく，十分な加湿と排痰ケアが気道感染予防にはより重要である．

(4) 吸引チューブの選択と挿入の長さ 動画 9

吸引チューブは，指で押さえる調節バルブが付いているものもあるが，調節バルブは緊急の際に押さえるのを忘れることもあるのでない方がよい．吸引チューブの挿入の長さは，気管カニューレの先から 0.5 cm ほど出る長さにする．吸引の際は，手指消毒ゲルなどで手指を消毒の上で行い，手袋は不要である．

(5) 吸引チューブの供給と管理

吸引チューブは基本1日1本供給し，気管内吸引で使用した翌日は，口鼻用に転用する．吸引後のチューブは水道水で洗浄し，保存はドライ法で行う．次亜塩素酸ナトリウム系の消毒液（ミルトン® など）の使用は推奨されていない．われわれは消毒液の使用により器具の劣化は早まる印象をもっている．

吸引チューブを保存する容器は，台所用洗剤で洗って乾燥させるか，アルコール綿で拭く．保存容器も1日1回交換することが望ましいので，2個用意するとよい．

(6) カニューレホルダー

カニューレホルダーは市販品のマジックテープタイプにする．自家製のホルダーは，マジックテープが劣化し，その性能に保証がないので極力使用しない．紐を結ぶタイプのものは，計画外抜去の際に，外すのに手間がかかるので使用しない方が望ましい．市販のホルダーを1か月4個程度供給し，基本的に1日1回交換・手洗いして使用する．交換時には，ホルダーが接触していた部分の皮膚を丁寧に拭く．

(7) カニューレの交換頻度

1か月に1回～週に1回まで医療機関によってまちまちであり，明らかなエビデンスは今のところないが，当院では，2週間に1回の交換を基本としている．しかし閉塞が多い場合には，交換頻度を多くするなど，患者の状態に合わせて頻度を決めるのが実際的だと思われる．

(8) 潤滑剤の使用と供給

カニューレのスムーズな挿入のためには，潤滑剤（ゼリー）の使用は必須である．当院ではヌルゼリー® を供給している．

(9) カニューレ交換時のポイント 動画 10

高めの肩枕を使用し，首を十分に伸展させ，動く患者の場合バスタオルで体を巻いて馬乗りになって，足で患者の体を挟み，気管切開孔を真上から見るようにして挿入する．

(10) 計画外抜去とカニューレ閉塞への備え

運動能力にほとんど問題のない子どもは，成長に伴う運動能力の向上によって，気管カニューレの計画外抜去のリスクが高まる．病院ではカニューレが抜けることは事故であり，起こしてはならないことであるが，気管カニューレの在宅管理では計画外抜去はほぼ100％起こると考え，起こった時にどう対応するのかを検討し，備えておくことが必要である．

また，カニューレ閉塞は小児の場合は気道の乾燥によって起こることが最も多い．いきなり閉塞するというよりも，閉塞の前に痰が硬くなる・気管カニューレが吸引しにくくなるなどの徴候があることが多いので，日ごろから注意が必要である．

以下に当院での対応を紹介する．

・気管カニューレが抜去した場合の本人の呼吸状態を予測するため，カニューレを抜去して，何分程度呼吸を維持できるのか，可能な範囲で医師が実際に確認する．気管軟化症のケースでは，特に注意して行う．カニューレがステントになっている場合は，抜去後1分以内でも再挿入が困難となる場合があるので，緊急挿入用の細いカニューレや吸引用チューブなど気道確保の準備をしてから行う．

・カニューレの計画外抜去の際には，その場にいる人が再挿入することが基本となるため，カニューレを挿入できる人が必ず身近にいるようにする．普段，介護していない家族（祖父母，父親），あるいは看護師，福祉職，ヘルパーなど，気管カニューレを使用している患者の介護を1人でする可能性のある者には，医師が挿入できるように指導を行う．

(11) 計画外抜去時の対応

計画外抜去時は，気道の確保を最優先し，抜けたカニューレを使用する．カニューレが汚れた場合は，手近なタオル，ハンカチ，ティッシュペーパーなどで拭き，潤滑剤を使用し挿入する．

挿入は，必ず十分な準備をしてから行う．肩枕の使用，首の伸展，バスタオルで体を巻く，馬乗りのポジションなどは必須である．十分なポジショニングや潤滑剤なしで挿入を試みると，失敗したり，出血を起こす可能性があるため決して行わない．失敗や出血は，本人と介護者をさらに不安にさせる．

元のサイズのカニューレが入らない時に備え，3歳以下およびそれに準じた体型の患者には新生児用の内径2.5 mmのカニューレ（メラソフィット® ラブ2.5N）と6 Fr吸引チューブを，それより大きい患者には普段使用しているものより2サイズ細いカニューレを供給しておく．計画外抜去から時間が経っていたり，本人が力を入れて気管切開孔が締まるなどでカニューレが入らない場合は，あらかじめ供給した細いカニューレを挿入する．2.5 mm カニューレを使用した場合，8 Fr の吸引チューブは通らないので 6 Fr を使用する．2.5 mm のカニューレと 6 Fr の吸引チューブはセットにし，いつも見える場所に保管しておく．保管場所は介護者全員に周知する．2.5 mm カニューレは閉塞しやすいのでできるだけ早くサイズアップすることが必要である．

気管カニューレの閉塞も計画外抜去と同様に，生じたら直ちにその場にいる人が対応しなければならないことを伝えておく．新しいカニューレを，計画外抜去と同様の方法によって挿入する．

E. スピーキングバルブの使用

スピーキングバルブの使用については賛否両論あるが，確実にその使用は広がっている．スピーキングバルブは呼気を塞ぐ一方向弁で，装着すると，呼気はカニューレと気管の壁の間または気管カニューレ側孔をぬけて声帯を通り，口・鼻から体外に出るようになる．この時に声が出る．また，声門下圧が高まることで嚥下機能が改善し，呼気が体外に出るのに伴い唾液も体外の方向へ吹き上がるため垂れ込みが減る (**図 8-1**)．声門下が閉塞するカフ付

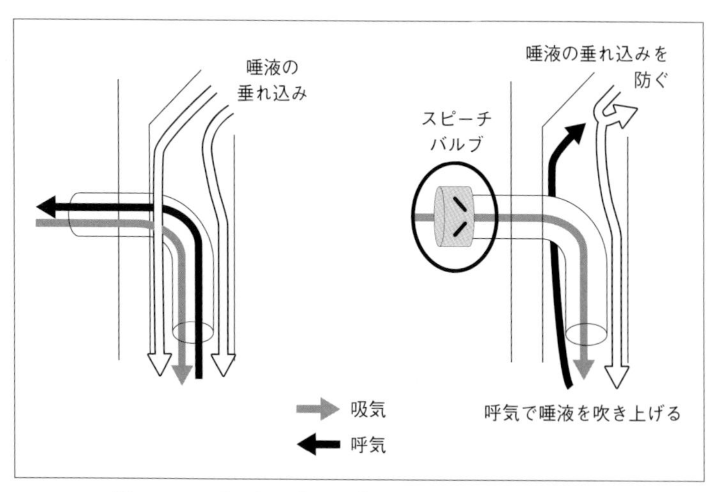

図 8-1　スピーキングバルブによる唾液の垂れ込み抑制

きカニューレ（側孔なし）を使用する場合，喉頭気管分離をしている場合，気道を塞ぐ肉芽がある場合は禁忌である．スピーキングバルブ使用時の気道内圧は 5～10 cmH_2O までと報告されている．

スピーキングバルブは保険適用ではないので，全額診療所負担になる点も留意すべきである．

スピーキングバルブの最大の合併症は，気道の乾燥である．これもかなり個人差があるが，経験上，2 時間に 1 回程度生食吸入をするか，あるいは，人工鼻に替えることで乾燥を防ぐことができる．これらの適切な乾燥対策を行わないと，気管からの出血，痰によるカニューレの閉塞などが起きるので注意が必要である．

(1) スピーキングバルブの種類

現在使用可能なスピーキングバルブは，Covidien 社と泉工医科工業社の 2 種類がある．Covidien 社製は，酸素ポートがあるものとないものがある．泉工医科工業社製は，同社製の側孔付きのカニューレにしか装着できないという制限がある．しかし，スピーキングバルブの使用開始時，気道内圧が高くなりすぎて装着できない場合に圧を一部逃がすため，小さな孔付きのもの（ドリリングスピーキングバルブ）[1]が特注できる．それはどんなカニューレにも装着できる．（**図 8-2**）．

(2) 導入の実際

スピーキングバルブの使用は以下のステップによる．

①気管・気管支鏡などで適応を検討する．

②喉頭気管分離術をしていないこと，カフが膨らんでいないことを確認する．

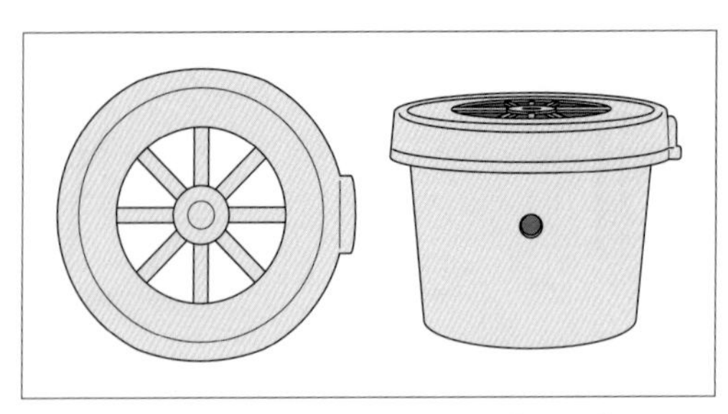

図 8-2　孔付きのスピーキングバルブ

③必要に応じて，気管カニューレのサイズダウンを行う．
④最初は苦しがって装着できないことが多いので1回数分以内とし，パルスオキシメーターを装着し，必ず医師が見守りつつ行う．
⑤慣れてきたら，徐々に装着時間を延ばす．

乾燥対策を必ず行う．2時間ごとに生食吸入（装着したままでも可），もしくは30分程度，人工鼻または人工呼吸器を装着する．睡眠時は装着しない．

装着困難な場合は，穴付きの泉工医科工業社の特注品などから慣らしていく．

F. カニューレの抜管，気管切開孔の閉鎖

子どもが成長し，気道の狭窄などの問題が改善すると，気管カニューレの抜管の可能性が生まれる．最近は，スピーキングバルブが使用されることが多くなってきたので，スピーキングバルブを入れた状態でのステップを紹介する．

①**表8-2**の条件を満たしていることを確認する．

表8-2 カニューレ抜管の条件

・スピーキングバルブが長時間装着できる
・唾液のハンドリングが可能で，ほぼ嚥下ができる
・人工呼吸器から離脱できている（無呼吸検査など実施して確認する）
・気管軟化症が治癒している
・肉芽，アデノイド，その他の腫瘍など気道狭窄の原因となるものがない

②喉頭気管気管支鏡検査で声門より上方の上気道が開通していることを確認する．
③閉鎖テストを行う場合がある．閉鎖テストには，スピーキングバルブの上からテープを貼る方法とスピーキングバルブなしでテープを貼る方法がある．これで気切孔を介さない呼吸が確立していることを確認する．
④基本的に入院してカニューレの抜管を行う．
⑤気管切開孔は自然縮小するが，完全閉鎖はしないことが多いため，半年～1年後に気管切開孔を縫合する（全身麻酔下となる点をあらかじめ説明しておく）．

文献

1）Brigger MT et al：Drilling speaking valves：a modification to improve vocalization in tracheostomy dependent childern. Laryngoscope, 2009；119：176–179.

9 人工呼吸管理 総論

POINT

- 呼吸管理は医療的ケア児・者の在宅医療において最も重要な医療技術であり，小児では在宅医療の医師の仕事の7割方が呼吸管理であるといってもよい．
- 在宅において人工呼吸器は単なる生命維持装置ではなく，本人のQOLを向上・体調を安定させる呼吸補助のための機器と位置づけられる．
- 医療的ケア児・者の在宅医療における人工呼吸器の使用目的は，単に自発呼吸が足りない分の補助に留まらず，唾液の垂れ込みの予防，肺胞を開いて末梢の排痰を促すこと，気道の加湿，胸郭の成長とコンプライアンスなど，より包括的なものとなる．
- 在宅で用いられる人工呼吸器は，近年，故障なども少なく家電製品のように扱うことができるものになっている．
- このため呼吸器の離脱は必ずしも在宅療養の目標にならない．また，同意が得られる場合は人工呼吸器の導入を積極的に進めることがある．

A. 医療的ケア児・者の在宅人工呼吸療法の対象となる病態

在宅人工呼吸管理の対象は，一般的には成人の筋萎縮性側索硬化症 amyotrophic lateral sclerosis（ALS）などの神経筋疾患，あるいは肺疾患に伴う低換気での人工呼吸管理がイメージされる．しかし小児の場合は，それらの低換気以外にも，中枢性の無呼吸から気道軟化症などの気道狭窄に至る幅広い疾患・病態が対象になるため，どの病態で人工呼吸器を必要としているのかを理解することが重要である．

小児の人工呼吸器使用の病態を整理すると（**表9-1**）のようになる．これについて順次述べていく．

表 9-1　小児の人工呼吸管理の対象となる病態

主な目的	病態	適応
(1) 中枢性あるいは呼吸筋の機能低下による無呼吸，換気不全	低酸素性虚血性脳症 脳症後遺症 先天性中枢性肺胞低換気症候群 Arnold-Chiari 奇形 脊髄性筋萎縮症 筋ジストロフィー 種々のミオパチー	TPPV NPPV
(2) 気道の閉鎖あるいは狭窄	小顎症，舌根沈下，アデノイド，扁桃腺肥大 咽頭狭窄，喉頭軟化症，気管・気管支軟化症 Cardio-facio-cutaneous (CFC) 症候群 (Noonan 症候群，Costello 症候群など) Cornelia de Lange 症候群，頸部リンパ管腫 脊髄髄膜瘤・心疾患術後・18 トリソミーにおける気管・気管支軟化症	NPPV TPPV
(3) 胸郭変形に伴う換気障害	脳性麻痺などに伴う脊椎側弯	NPPV TPPV
(4) 唾液の気道への垂れ込み	嚥下障害，喉頭裂 気管切開術後（頻回の吸引や誤嚥の繰り返し）	NPPV TPPV
(5) 苦痛緩和	心不全末期 各種終末期患者で苦痛緩和のために必要と判断される場合	NPPV TPPV

TPPV：気管切開下陽圧換気 tracheostomy positive pressure ventilation
NPPV：非侵襲的陽圧換気 non-invasive positive pressure ventilation

(1) 中枢性あるいは呼吸筋の機能低下による無呼吸，換気不全

中枢性の無呼吸をきたす疾患の代表的なものは，先天性中枢性肺胞低換気症候群である．睡眠時に無呼吸になる疾患で，関連した遺伝子異常も同定されている．このほか，Arnold-Chiari 奇形や脳炎，重度な低酸素性脳症やその他の脳症でも中枢性の無呼吸を起こす．脊髄性筋萎縮症，筋ジストロフィーなどの先天性ミオパチーは，呼吸筋の機能低下による換気不全になり，人工呼吸器を必要とする．特に脊髄性筋萎縮症は，呼吸筋が弱く，胸郭が小さいため，排痰ケアが難しく，その呼吸管理に難渋することが多い．

(2) 気道の閉塞あるいは狭窄

気道狭窄による呼吸不全が多いのも小児の特徴である．脳性麻痺など，筋緊張の強い子どもに出現しやすく，新生児期から幼児期まで幅広い時期に出現する可能性がある．18 トリソミーでは，頑固な上気道狭窄，上気道から下

気道に至る広範囲の気道軟化症が特徴的である．

気道狭窄は，狭窄部位がどこにあるかによって，異なった症状を示すことにも注意する．たとえば，上気道の狭窄は吸気時に喘鳴があり，下気道の狭窄は呼気時に喘鳴を認める．また，上気道の狭窄でも，舌根沈下，アデノイドなど咽頭部の狭窄では，覚醒時も睡眠時も同様に吸気性喘鳴を認めるが，喉頭軟化症では睡眠時には喘鳴が改善するのが特徴である．下気道の狭窄は，声帯麻痺，声門下狭窄など声門付近に多い固定された狭窄と，気道の軟化に伴うような胸腔内圧によって変化する狭窄とがある．重症化した気道軟化症では，啼泣などで胸腔内圧が上がると，気道がつぶれてしまい，重度のチアノーゼ発作を起こし死に至る場合もあり，それを dying spell と呼ぶ．このような気道狭窄の治療として有効なのが，高呼気終末陽圧 high positive end-expiratory pressure（high PEEP）療法である．マスク換気の NPPV でも，気管切開を介した TPPV でも行うことができる．歩ける，話せるにもかかわらず人工呼吸療法を必要とする子どもたちの多くが，先天性心疾患術後の気管軟化症などの気道の問題によることも理解しておきたい．

(3) 胸郭変形に伴う換気障害

胸郭変形に伴う呼吸障害の多くは，重症心身障害児の成長に伴う側彎の悪化によって，思春期以降に起こる．気道の変形，狭窄も合併していることが多く，管理に難渋し，結局，気管切開，人工呼吸器管理になることが多い．

側彎がそれほど悪化していなくても，長期間の寝たきり，深呼吸や大きな声を出すことのない生活によって，呼吸筋の発達が不十分となり，胸郭が固縮してしまうために呼吸不全をきたすこともある．

(4) 唾液の気道への垂れ込み

嚥下機能障害がある場合，唾液の気管内への垂れ込みが起こる．その予防にも人工呼吸器は有効である．特に単純気管切開をした患者では，気管切開孔と肺とで空気が出入りするので，気管切開孔から上気道に至る空気の流れがなくなり，唾液の垂れ込みが増える．単純気管切開後，覚醒時に数分おきに吸引を必要とする場合は，ほとんどが唾液の垂れ込みが原因である．その場合，睡眠時は唾液の分泌が減るので，睡眠時の吸引回数は減る．

このような患者に人工呼吸器を装着すると，気管カニューレと気管の隙間を通して空気の流れが肺から上気道へと起こり，唾液の垂れ込みが減り，吸引回数が激減する．

スピーキングバルブも人工呼吸器と同様の空気の流れを作るので，唾液の垂れ込み予防に有効である（**図 8-1** 参照）．しかし，スピーキングバルブは気道を乾燥させるという問題があり，長時間の装着は勧められない．必ず乾燥対策を同時に行うべきで，人工呼吸器の間欠的使用はその最も有効な手段である（8 章参照）．

同様の効果は，TPPV のみではなく NPPV でも認められる．TPPV における唾液の垂れ込み予防を理解している人は多いが，NPPV でも同様の効果が得られることは，理解されていないことが多い．唾液を気道に押し込むという誤解はいまだに根強い．

(5) 苦痛緩和

心不全や呼吸不全の末期においては，人工呼吸器を使用することで呼吸苦が緩和されることがあるため，積極的に呼吸器を使用することがある．特に気管切開患者の終末期においては，持続気道陽圧 continuous positive airway pressure（CPAP）モードで呼吸器を導入することで，呼吸が楽になる．喉頭気管分離ではない患者では，唾液の垂れ込みが減り，努力呼吸が緩和される．

B. NPPV か TPPV か？

NPPV は非侵襲的陽圧換気 non-invasive positive pressure ventilation で，NIV とも略される．その適応は気管切開を介した人工呼吸管理 TPPV（気管切開下陽圧換気 tracheostomy positive pressure ventilation）とほぼ同様である．

在宅生活をおくる小児に呼吸不全や呼吸関連の問題がある場合，通常はまず，在宅でも導入が容易でより侵襲の少ない NPPV を試してみることが多い．しかしながら，NPPV は本人が嫌がることも多く，継続して実施してもらうためには，家族や日常的に訪問看護を行う看護師の粘り強いケアが必要となる．NPPV を継続して実施しても呼吸状態が安定せず，頻回な入院を繰り返すなどの場合に気管切開と TPPV の適応を検討する．

C. NPPV と TPPV の呼吸器の設定を包括的に理解する

表 9-2 に示すのは，すべて NPPV と TPPV のどちらにも対応できる両用器である．さまざまな換気モードがあるが，代表的なモードを人工呼吸器ごと

表 9-2　代表的人工呼吸器（両用器）の換気モード

	トリロジー 100plus, 200plus	ピューリタン ベネット 560*	モナール T50	ニューポート HT70*	パピー X
				まず PCV か VCV かを選択	
①	CPAP	CPSP（CPAP）	CPAP	SPONT（CPAP）	CPAP
②	S T S/T PC	PSVST	PSV	PSV（SPONT か SIMV で追加可）	PSV（すべてのモードで追加可） NPPV
③	PC-SIMV SIMV	PSIMV	SIMV（VCV）	SIMV（PCV） SIMV（VCV）	PC-SIMV VC-SIMV
④	AC CV	VA/C PA/C	VCV/AVCV PCV/APCV	A/C（VCV） A/C（PCV）	

＊画像提供：コヴィディエンジャパン

に比較した．

表中の①②は NPPV から派生したもので，③④は挿管しての人工呼吸管理から派生したものである．一般的には①～④にいくほど呼吸状態の悪い患者に用いられる．

①吸気も呼気も一定の圧をかけるだけ．肺が開くので呼吸が深くなり誤嚥も減る．CPAP，CPSP，SPONT などと呼ばれる．

②吸気と呼気で圧に差をつける．吸気で圧をかけることでより肺が開き，呼吸を助ける．Bilevel positive airway pressure（BIPAP），pressure support ventilation（PSV）などと呼ばれる．さらに下記のようないくつかの設定が可能な機種もある．

S モード：患者の呼気と吸気に同調する．

T モード：患者の呼吸は無視して呼吸器が決められた条件で空気を送り込む．

S/T モード：患者の呼吸数があらかじめ設定した呼吸数に達しないとき不足分を補う．

③SIMV（synchronized intermittent mandatory ventilation）．あらかじめ設定した呼吸数は，一定の条件で換気し，それ以上は患者の吸気に合わせて補助圧 pressure support あるいは換気量（空気量）を設定できる．基本的な発想は②の S/T モードと同じで，患者の換気に合わせて圧を上げる．

④Control または Mandatory（強制換気）系．自発呼吸がないか非常にわずかな患者対象．基本的に量もしくは圧制御で強制換気を行い，それぞれ pressure controlled ventilation（PCV），volume controlled ventilation（VCV）と呼ばれる．

②の S/T モードと③の SIMV は非常に似通っていることからわかるように，機種によってモードの名称は異なっても実際の換気はほとんど同じ場合がある．各種モードは重症者向けに開発された機種がより軽症の者に，軽症者向けに開発された機種がより重症の者に対応しようと，それぞれ進化したものである．患者の自発呼吸の能力を見極め，どの程度の補助を加えるのがよいかという視点で設定を選定していくことがポイントとなる．

さらに本人の状態に合わせて呼吸器の設定はこまめに調整するべきである．NPPV では，CPAP モードをベースに導入し，比較的早期から S モード，S/T モードなどの二相性のモードを使用していく．これは吸気時により適切な圧をかけ胸郭を広げることを意識した使用方法である．

10 NPPVの管理

POINT

- 気道軟化症など気道閉塞がある場合が主な適応となるが，唾液による気道の閉塞にもNPPVは効果を発揮する．NPPVを使うことによって患者自身が唾液をうまく処理できるようになり，誤嚥の減少につながる．
- NPPVは成人の睡眠時無呼吸症候群に用いられることが多いので，夜間に使い日中は極力外すという使い方が主流だが，子どもへの導入に際しては，夜間装着にこだわることなく，本人や家族の生活に合わせて日中の装着しやすい時間帯に始めるとよい．
- 本人の状態に合わせて呼吸器の換気モードはこまめに設定していく．

A. 在宅NPPVの導入

NPPVは①無呼吸・換気不全，②気道の閉塞あるいは狭窄，③胸郭変形に伴う換気障害，④唾液の気道への垂れ込み防止などが適応になる（9章-A参照）．

(1) NPPV適応の判断

呼吸状態が逼迫しておらず，時間的に余裕がある場合は，導入に際し，喉頭気管気管支鏡検査を行ったり，酸素飽和度，終末呼気炭酸ガス濃度を，24時間あるいは夜間睡眠時に経時的に測定し，そのトレンドグラフを確認するなどして適応を判断する．酸素飽和度モニターの機種によってはデータを取り出し，トレンドグラフを作成することが可能である．当院では，在宅酸素機器の業者にデータの取り出しを依頼することが多い．

在宅医療では検査のセッティングに時間がかかるため，喉頭軟化症や気道軟化症の進行で呼吸状態が悪く，時間的な余裕がない場合は，まずはNPPVを導入し，状態が安定してから検査を行う場合もある．

(2) NPPVの必要性の説明と承諾

次にその必要性について，保護者によく説明し了承してもらう．在宅医療において，新たな医療機器の導入には慎重にあたる必要がある．在宅医療では主に医療機器を操作するのは家族であり，家族の受け入れが難しければ医学的に適応があってもその継続は困難になる．特に新たな医療機器の導入は，管理・操作の負担によって，家族の生活を圧迫するのみならず，保護者に子どもの障害が重いという事実を突きつけることにもなり，障害や病気の受容という根本的な保護者の心の問題に抵触する可能性があることをよく理解した上で，説明する必要がある．その際に注意すべきは，保護者を理屈で説得しないということである．家庭の事情や親としての苦しみに寄り添う配慮が必要で，十分な説明をした後，最終的な判断は保護者に委ねなければならない．その際，助けになり重要になるのが，訪問看護や訪問リハビリテーションなどの多職種との連携である．導入当初は，訪問看護や訪問リハビリテーションのスタッフが滞在している時間に，機器を装着あるいは操作することで，家族の負担や抵抗を軽減することができる．訪問看護や通所を利用している場合は，我々は可能な限りそれらスタッフにも連絡し，同席の上で導入している．当初は新たな医療機器の導入に抵抗を示した多くの保護者が，実際に子どもがその機器を着けて，楽に過ごしているのを見ると，スムーズに受け入れてくれることも多い．

(3) 代表的なNPPV

保護者の了承が得られたら，人工呼吸器の機種を選定する．導入時には業者にも同席してもらい，家族に機器の取り扱い，回路の洗浄や保管などについて説明してもらう．その際に，前述したように訪問看護師やその他の在宅医療支援の専門職が同時にその説明を聞けることのメリットは大きい．

NPPVのことをバイパップとも言うが，これはマスク型の人工呼吸器として，フィリップス社製のBiPAP®が非常に有名で，在宅人工呼吸療法の考え方を変えるほど影響を与えたので，その通称が一般的に使われるようになったのである．現在，NPPVとして使用できる機器には，**図10-1**のようなものがある．

TPPVで最もシェアが大きいトリロジー®は，NPPVにも使用でき，操作性にも優れ，バッテリーの持続時間も6時間以上ある（**表9-2**参照）．これらの人工呼吸器は，静粛性，バッテリーの持続時間，操作性など著しく向上し

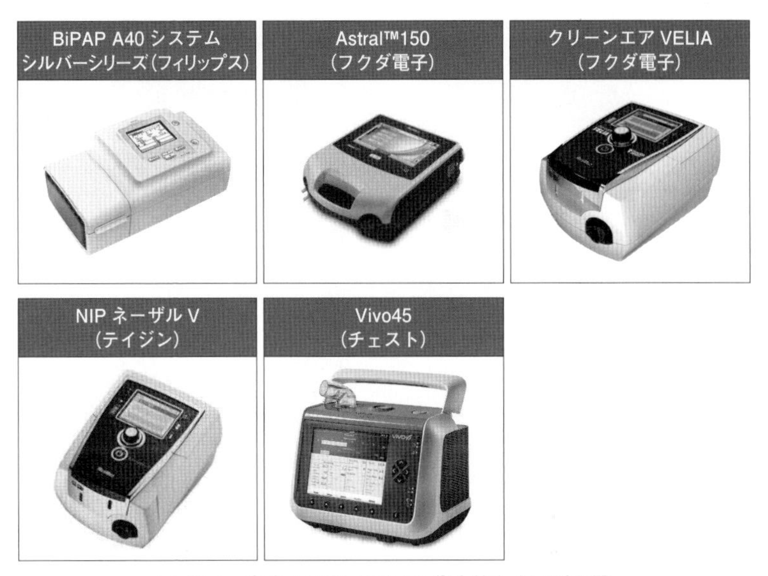

図 10-1　在宅 NPPV で用いる代表的な人工呼吸器

ており，その管理も容易になった．人工呼吸器をリースする業者のサポート体制も，おおむね良好であり，24 時間対応する業者がほとんどである．

(4) インターフェイス（マスク）の選定

NPPV 使用においてインターフェイスの選定は本体以上に重要で，本人が嫌がらないことを重視して選択する．インターフェイスの種類には**図 10-2** のようなものがあり，同タイプでも，メーカーによって患者ごとにその受け入れは異なる．マスクは自費購入では 2 万円以上する場合もあるため，人工呼吸器メーカーに提供してもらうのがよいが，メーカーによって提供できるものが限定されてくる点に留意が必要である．

NICU の卒業児や重度の脳性麻痺の児などで顔に過敏が残る場合は，顔全体を覆うトータルフェイスマスクから開始すると，本人の受け入れがスムーズであることが多い．しかしトータルフェイスマスクは，嘔吐した場合に，速やかにはずして処置を行わないと窒息するリスクがあるため，できる限り家族が見守ることができる日中に装着する．口鼻マスク（フルフェイスマスク）も同様であるため，装着できる時間が伸び，3～4 時間を越えて夜間の装

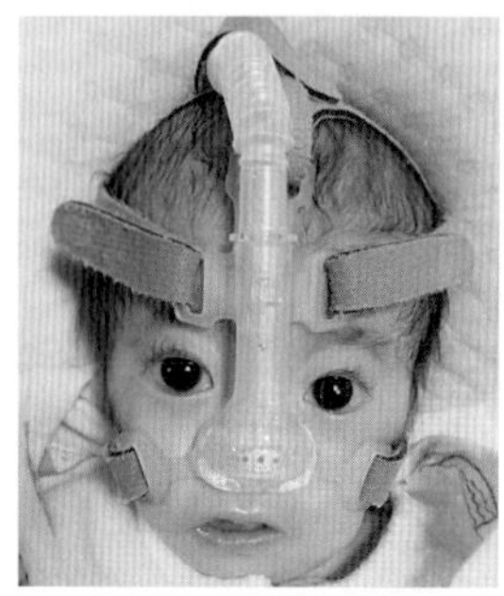

新生児・乳児用鼻マスク
（NeoQ　イワキ）

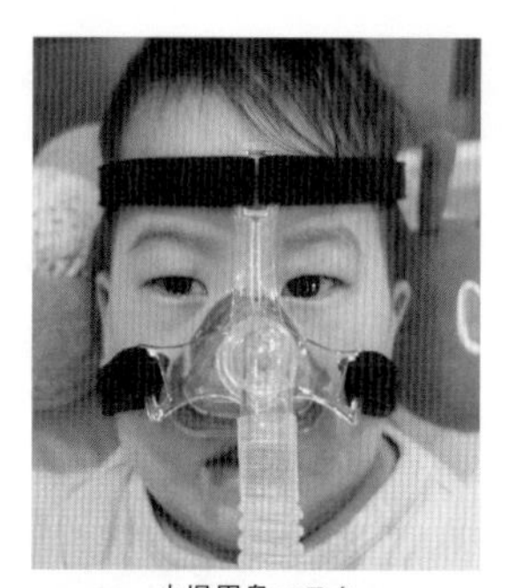

小児用鼻マスク
（MiniMe2　パシフィックメディコ）

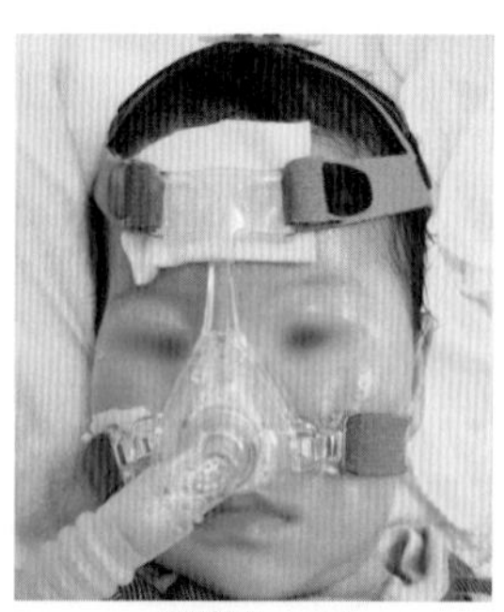

小児用鼻マスク
（Cirri ネーザルマスクミニ　イワキ）

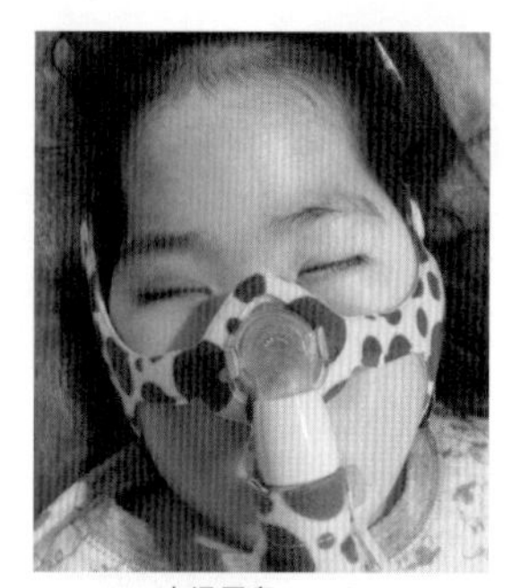

小児用鼻マスク
（Wisp 小児用　フィリップス）

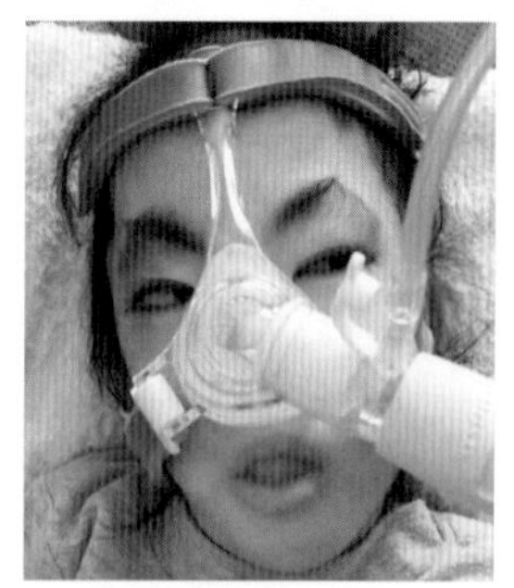

鼻マスク
（Pico ネーザルマスク　フィリップス）

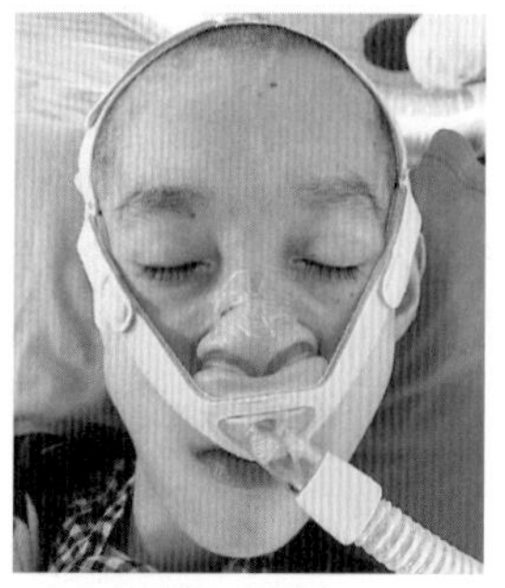

ピローマスク
（ニュアンスジェルピローマスク
フィリップス）

図 10-2　NPPV に使用できるインターフェイス（つづく）

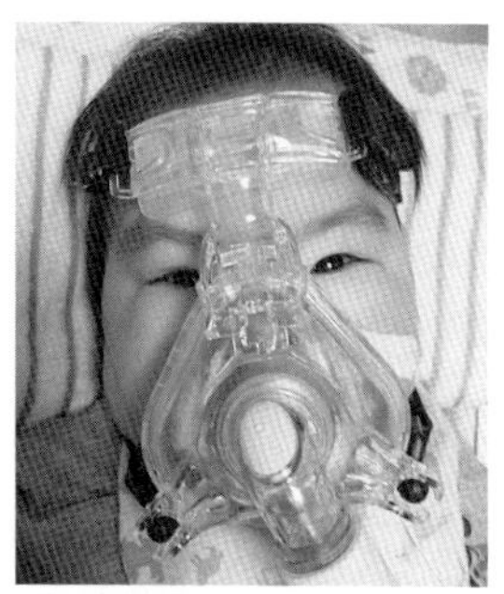

成人用の鼻マスクを子どもの口鼻マスクとして転用（コンフォートジェルブルー　フィリップス）

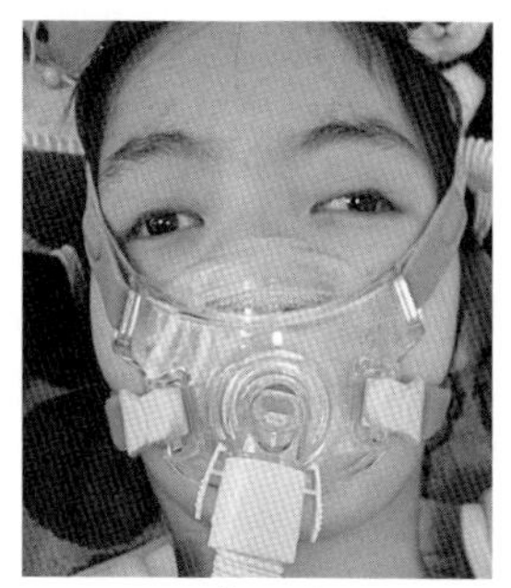

口鼻マスク
（アマラビュー　フィリップス）

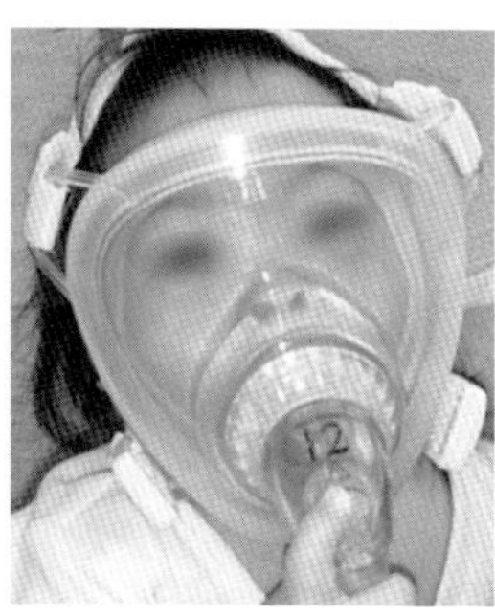

トータルフェイスマスク
（フィリップス）

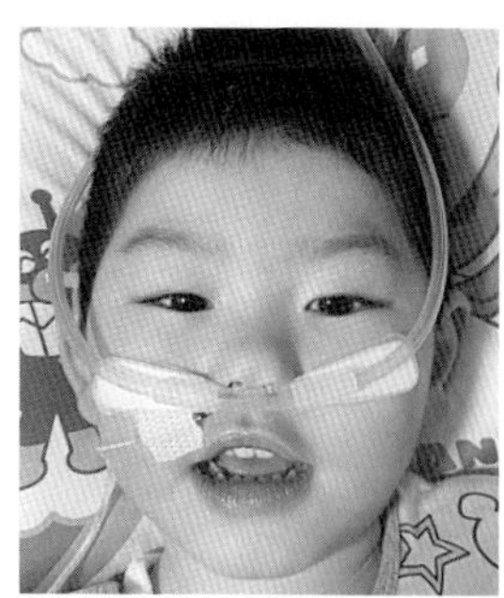

ネーザルハイフロー用プロング
（チェスト）

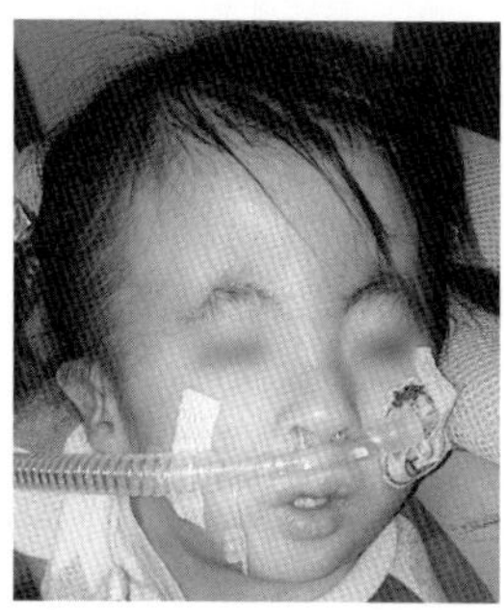

ネーザルハイフロー用プロング
（パシフィックメディコ）

図 10-2　NPPV に使用できるインターフェイス（つづき）

着が視野に入ってきたら，鼻マスクを検討する．また当初から鼻マスク使用が可能なケースも少なくない．鼻マスクでは口からのリークが生じるが，呼吸状態自体は改善することが多いので，実際はあまり気にしなくてもよい．

近年，NPPV の一亜系として高流量鼻カニューレ酸素 nasal high flow（NHF）療法が利用されている．医療的ケア児・者の一部は外刺激に対し非常に過敏であり，圧がかかり皮膚への密着感のある NPPV 用マスクの装着に難渋することがあるが，それらの児・者に対して，マスクに代わるインターフェイスとして NHF 用の広径鼻カニュレ（プロング）を用いるとよいことがある．ただし，鼻カニュレではマスクと異なり，気道軟化症などの場合に気道を開くのに十分な圧がかからないこともあり，その有効性には限界がある．また，鼻カニュレを使用する場合は流量が多く乾燥しやすいため，加温加湿器をより高性能のもの（11 章参照）にする必要があり，加温加湿器と回路の選択に注意する．

(5) その他，必要な機器や物品

在宅での NPPV 導入に際し重要なのが，パルスオキシメーターと吸引器，可能なら吸入器も用意することである．パルスオキシメーターは，最近は在宅酸素を導入すると酸素濃縮器などと一括して提供する業者が増えてきた．吸引器は，自力で咳をして排痰できる患者では不要に思われがちであるが，気道感染で痰の閉塞などが起こった場合，吸引器がないと対処のしようがない．病院と異なり，必要な医療機器がすぐには手配できない在宅の環境では，あらかじめ用意すべきである．

また，病院と在宅の環境で大きく異なるのが，温度変化とそれに伴う空気の乾燥である．当院では人工呼吸器と気管切開を合わせ約 1,000 人の小児患者に在宅での呼吸管理を実施してきたが，病院では安定していた患者が，自宅で生活を始めた途端に呼吸状態が悪化するという経験が珍しくない．その原因の多くが，気道の乾燥と環境の温度変化だと考えている．乾燥への対応として，加湿目的での生理食塩水や去痰薬の吸入が有用である．事前に揃える医療機器については，このような環境の違いなど在宅特有の条件を十分に勘案する必要がある．

(6) 導入時の留意点

NPPV 導入に際しては，できるだけ本人が嫌がらず，受け入れられるような条件で開始する．継続するためには，本人が呼吸器装着に恐怖心を感じた

り，強い拒否感をもったりせず，装着したら楽になるという体験を重ねることが重要である．そのため，呼吸条件は持続気道陽圧 continuous positive airway pressure（CPAP）モードで，装着時間も5分から開始し，その間は保護者に抱いていてもらうなどの工夫をする．一般にはCPAPの4 hPaくらいから開始すると本人の受け入れがよいが，本人の状態によっては5〜6 hPaで開始することもある．NPPVは夜間使用するというイメージが強いが，医学的には装着時間の長短が問題であり，いつ装着するかはあくまで患者のQOLの問題である．したがって，子どもへの導入の場合は日中活動する成人と異なり，保護者がその装着や状態を見守れる日中に使用を開始する方がよい．夜間の使用は，マスクの装着がうまくいかず子どもがぐずったり何度も付け直しが必要な場合，保護者の睡眠を阻害し，ケアの負担を増加させることを理解しておきたい．訪問看護師や訪問リハビリテーションのスタッフが一緒に実施できるような調整をすることも重要である．

B. 在宅NPPVの管理

NPPV導入後は，本人の呼吸状態に合わせ，CPAPから二相式気道陽圧 bilevel positive airway pressure（BIPAP）のSモードや，無呼吸発作が見られる場合にはS/Tモードに変更する．吸気と呼気に圧差をつけ，胸郭を伸縮させることで発達を促すためであるが，その際も本人の受け入れを考慮し，いきなり高い吸気圧を設定するのではなく呼気気道相陽圧 expiratory positive airway pressure（EPAP）との差が2 haないし3 ha（例 EPAP4，IPAP6〜7など）から開始し，徐々により深い呼吸ができるように調整していく．上気道の閉塞がある場合，胸郭が固くて空気が入りにくいような場合は，可変性CPAPを設定する場合もある．

NPPVを装着している場合も，特に家族が眠る夜間には原則としてパルスオキシメーターの使用を勧める．心理的抵抗などのさまざまな理由で，家族によっては，パルスオキシメーターの装着に同意が得られない場合も少なくない．しかし，その場合も必要性と安全性について十分に説明した上で，保護者に選択してもらうことが重要である．NPPVの場合，人工呼吸器のアラームは，頻回に作動すると家族も本人も疲弊するので，基本的に在宅では回路外れ以外は全てオフにする．

NPPVの長時間使用に際しては，それに伴う鼻閉，皮膚損傷，呑気による腹部膨満，便秘の対策を講じる．当院ではNPPV導入時に，鼻閉に対し各種点鼻薬の処方（24章参照），皮膚損傷の予防にジメチルイソプロピルアズレン（アズノール®）軟膏などを積極的に用いている．また，呑気による腹部膨満や便秘に対しては，浣腸や排ガスのケアを丁寧に行うよう保護者や訪問看護師に指示する．本人がNPPVを装着すると苦しくなると感じると，装着を拒否するようになるので注意する．

C. NPPVからの離脱

NPPVは，気道や喉頭の軟化症が改善したら直ちに中止してかまわない．ただし，中止後，機器を直ちに撤収はせず，安全のため1か月程度は自宅に置いておくようにする．

11 TPPVの管理

POINT

- TPPVは気管切開の合併症（気道乾燥，唾液の垂れ込み，胸郭変形）を改善・緩和できる.
- 気管切開の合併症を緩和することを目的にTPPV導入を考慮してもよい.
- TPPV導入により，入院せずに年単位で自宅で生活できている例も珍しくない.
- TPPVによる気管切開の合併症の改善において重要なのは気道の加湿，排痰および唾液の垂れ込み予防である.

A. 在宅TPPVの導入

NPPVを自宅で導入することに関して多くの医療者は違和感がないだろうが，TPPVも自宅で導入することが可能である．導入の目的と適応はNPPVとほぼ同様であるが，そのほかに気管切開の合併症（8章参照）を緩和する目的でTPPVを導入する場合も多い．気管切開による気道の乾燥，唾液の垂れ込み，胸郭の変形などの問題が人工呼吸管理によって改善する．また，導入の際の家族への説明などについては，NPPVとほぼ同様の配慮が必要である．

本人の自発呼吸の有無をみながら，本人の呼吸に合った条件設定にする．自発呼吸がしっかりある場合はCPAPから開始する．また睡眠時無呼吸や睡眠時に酸素飽和度の低下がある場合には，夜間のみ補助呼吸をつけることもある．装着時間は本人の受け入れをみながら決めていくが，日中，介護者が無理なく観察できる時間帯に10〜30分から開始する．

自発呼吸があって，気管切開の合併症を緩和する目的でTPPVを導入する場合には，1日に7〜8時間程度を最終的な装着時間の目安とする．装着時間が3〜4時間を超えて長くなった場合には，夜間装着に切り替え，日中は人工呼吸器を使わずに活動できるようにすることが望ましい．

これらの管理によって気管切開の合併症なく子どもが成長すれば，最終的に気管カニューレをより早く抜去できることも多い．

B. 在宅TPPVの管理

在宅におけるTPPVの管理において重要なのは，気道の加湿と唾液の垂れ込み予防である．これは，気管切開の合併症を緩和するという視点からも同様である．

(1) 排痰と気道の加湿

気管切開患者の在宅人工呼吸管理において最も重要なことは，気道の乾燥を防ぎ，排痰をスムーズに行うことである．気管切開の項でも述べたように，気管切開の最大の合併症の1つが気道の乾燥だからである．気道の乾燥を防ぐために重要なのは，気管カニューレのサイズによるリークのほか，加温加湿器と回路の選択である．

(2) 気管カニューレのサイズと空気の漏れ（リーク）

気管カニューレのサイズが子どもの成長に伴って小さくなり，空気の漏れ（リーク）が増えることによって気道が乾燥するということはあまり意識されていない．リークが増えると人工呼吸器が送りこむ空気の量が増え，加湿器内に留まる時間が短くなる．送りこまれる空気中の水分量が減るため，気道が乾燥し，痰も硬くなる．十分に加湿を行うためには常にリークを評価し，減らす工夫をする必要がある．

小児において一般に使われているカフなしカニューレの場合，サイズアップによりリークを減らすことができる．サイズアップの際は，胸部X線などを撮影し，それを参考にサイズアップを行う．サイズアップだけで十分でない場合は，カフ付きのカニューレにすることによってリークを減らすこともできる．カフ付きにする場合は，カフなしより1つ小さめのサイズを選択する．

(3) 加温加湿器と回路の選択

気管切開患者の在宅人工呼吸管理が安定するかどうかは，加温加湿器と回路の選択で8〜9割が決まる．生理的な加温加湿に近い空気の状態は，温度が37℃，相対湿度が100％，絶対湿度44 mg/Lと言われている．その理想的な状態にするためには，電熱線入りの回路を選択し，口元温度を 40℃，チャンバー（釜）温度を 37℃に保つのがよいとされる（**図 11-1**）．電熱線入りの回路は，口元温度がチャンバー温度より高く，回路内に結露が発生しにくい．

主な加温加湿器を以下に示す（**表 11-1**）．いずれも，口元温度を 40℃，気管流入時 37℃，相対湿度が 100%，相対湿度 44 mg/L を実現できる．加温加湿器を長期間使用せず乾燥した空気を吸ったために気道粘膜が荒廃した患者などで，気管流入時の温度が 37℃だと熱いと感じて嫌がる場合，加湿により長年ため込んだ痰が一気に吹き上がってくる場合などには，ほかの加温加湿

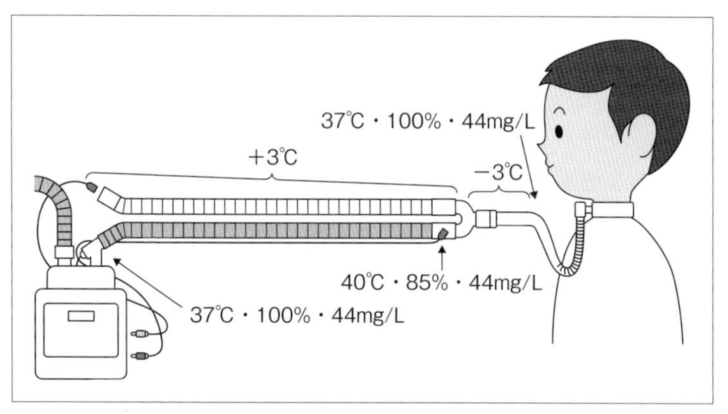

図 11-1　理想的な加温と加湿

表 11-1　代表的な加温加湿器

MR850 (フィッシャー＆パイケルヘルスケア)	PMH7000 プラス (アイ・エム・アイ)	PMH8000 (アイ・エム・アイ)

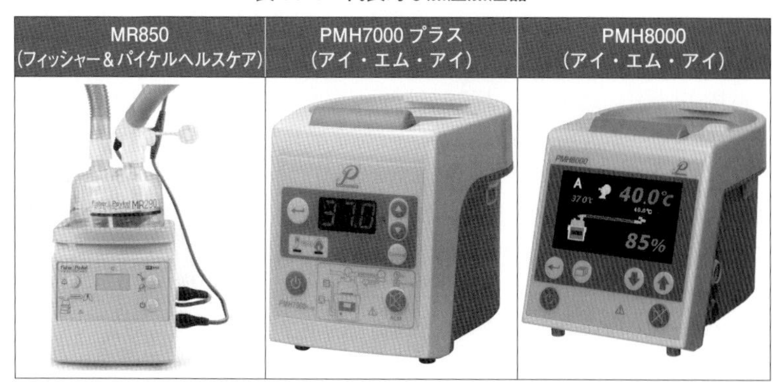

表 11-2　MR850 侵襲モードでのマニュアルモードの温度設定と結露の出やすさ

モード	口元温度	チャンバー温度	結露の量
0	40	37	ほとんど無い
1	40	38	＋
2	40	39	2＋
3	39	40	3＋
4	39	41	4＋
5	39	42	5＋

器の使用を考慮するが，原則的には**表 11-1** の機器のどれかを用いている．

a. フィッシャー＆パイケルヘルスケア社の MR850　動画 14

出荷時のデフォルト設定は A（オート）モードになっている．A モードでは室温や送気温度が高い場合には，加湿チャンバーの加温が一時的に止まるため，加湿が不十分で結露が増えることになるので，在宅ではマニュアルモードを使用する．

侵襲モードのマニュアルモードは**表 11-2** に示すように 0〜5 まであり，数字が高いほど加湿はよくなるが，結露が増えるという問題がある．当院では基本 0 とし，さらに加湿をかけたい場合に 1 にしている．結露が増えると，結露を捨てるために家族が深夜に起きなくてはならず，介護負担が一気に増す．結露を減らすことで家族の睡眠時間を確保できる．

b. アイ・エム・アイ社の PMH7000 プラス，PMH8000

口元温度 30〜40℃，チャンバー温度 26〜43℃と 0.5℃刻みに設定できる．

c. 呼吸器回路

呼吸器回路は，一般的に TPPV で呼気弁を用いた換気方式であるが，トリロジー®などのように NPPV で用いる呼気ポートを用いる開放型の回路もある．開放型の呼気ポートを用いる回路は，回路が 1 本でシンプルであり，生活の上ではよいが，1 回換気量などが正確に出ない，定常流が大きいので酸素を使用しても FiO_2（fraction of inspiratory oxygen 酸素吸入濃度）が上がりにくいという欠点がある．トリロジー®では呼気ポートを用いた開放型の換気方式をパッシブ回路といい，呼気弁を用いた回路をアクティブ回路という．トリロジー®では，アクティブ回路が不安定で，メーカーのデフォルトはパッシブ回路になっている.

しかし加湿においては定常量が少ないためアクティブ回路が優れている. また, 電熱線入り回路の中でも, エンベットヒーターワイヤ回路が最も優れていて結露も少ない.

(4) 留意すべき疾患とその管理

a. 脊髄性筋萎縮症Ⅰ型や先天性ミオパチー

胸郭が小さく1回換気量が少ないこの疾患群では, 加温加湿と排痰ケアが極めて重要である. このため, 加温加湿器の選択が重要である. また呼吸筋が弱く, 咳ができないので, 同時に排痰補助装置も導入し, 排痰ケアを徹底して行う (12章参照).

b. 骨異形成症

ある程度自発呼吸があることが多いため, 退院時は呼吸器の設定が弱めのアシストになっていることが多い. しかし乳児期などは, しっかり圧をかけ, 胸郭を広げるような設定にする. 肺と胸郭を育てるイメージである.

c. 気管軟化症のある病態

心疾患術後, 先天性中枢性肺胞低換気症候群, Arnold-Chiari奇形などで合併の多い気管軟化症のある病態では, PEEPによる高圧管理ももちろん重要だが, リークが増えるために気道が乾燥しやすいので, これも加温加湿器の選択が重要である.

d. その他留意する病態

長い間気道が乾燥し垂れ込みが多く無気肺があるケース, 気道軟化症や狭窄があるにもかかわらず長期間, 加湿と排痰をきちんと行わないできたケースなどに**表11-1**の加湿加温器を導入すると, 痰が大量に出て吸引が頻回になり, 場合によっては痰が急増し肺炎を起こす. この場合は, 低い温度の設定で使用を開始し, 徐々に温度を上げていくのがよいため, アイ・エム・アイ社のPMH7000プラスかPMH8000を選択するのがよい. もしくはフィッシャー & パイケルヘルスケア社のMR810は温度が31〜34℃程度で, 電熱線入り回路が使用できるため結露も少なく使いやすい (**図11-2**).

(5) アラームについて

在宅でのTPPV管理においては, 基本的に回路が外れたときにのみアラームが鳴るように設定する. まずは, 回路外れのアラームを10〜15秒から作動するよう設定する. しかし, 回路外れのアラームは, カニューレがフレックスチューブから取れずにカニューレごと抜けてしまった場合には作動しない．そのような事故の際にもアラームが作動するように，さらに分時換気量下限のアラームを最も低い値で設定する．在宅では，この2つのアラームの設定で十分である．

さらに，設定の変更が簡単にはできないようにロックをかけることができる機種も多い．きょうだいがいる家庭も多く，また最近は自ら移動もできる医療的ケア児・者もおり，移動の際に意図せず設定が変更されてしまう可能性もあるため，設定はロックしておくことを勧める．

C. トラブルへの対応 —DOPE— 動画 13

TPPVを行っている患者で，時に急激な酸素飽和度の低下や呼吸状態の悪化などが見られることがある．医療者であっても，そのような時にはあわててしまいがちであるが，DOPE（表11-3）にそって落ち着いて対処する．

まずは，気管カニューレが外れていないかを確認する．Yガーゼを使用していなければ迅速な確認が可能であるが，Yガーゼを使用している場合はそ

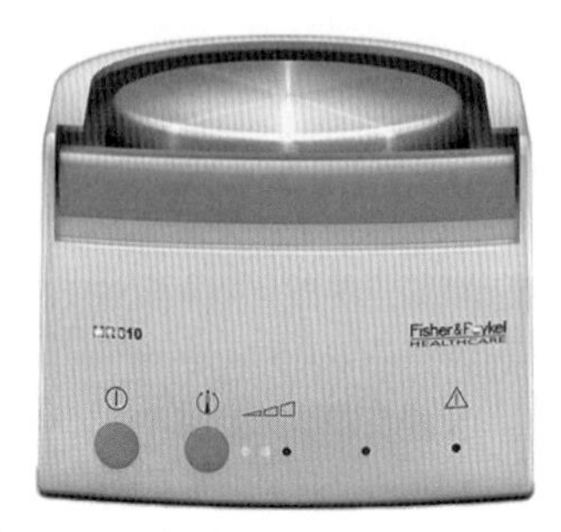

図11-2 フッシャー＆パイケルヘルスケア社 MR810加温加湿器

表11-3 トラブル時のチェックポイント DOPE

Displacement	カニューレの位置異常
Obstruction	カニューレの閉塞
Pneumothorax	気胸
Equipment failure	機器の不具合

れをめくり，しっかり確認する．

次に，気管カニューレの閉塞を考える．カニューレの閉塞は外観からは判断できないので，吸引を試み，吸引チューブが普段通り入るかによって気道が確保されているかを確認する．

気胸は，在宅においてはまず，両肺の胸郭が均等に上がっているかを確認し，次に聴診器で両肺の聴診を行い左右差がないかを確認する．実際にはこのような理学所見のみで気胸を診断するのは困難で，確定診断には胸部X線などの画像検査が必要となるため，疑ったならば直ちに救急搬送の手配をする．

機器の不具合に関しては，人工呼吸器本体はもちろん，回路が外れていないか，特にパッシブ回路では呼気ポートが布団などで閉塞していないかを確認する．また，回路に接続しているフィルターが目詰まりを起こしていることもあるので，フィルターの交換も試みる．人工呼吸器本体の不具合は近年では非常にまれで，多くが回路のトラブルである．加温加湿器の電源が入っているか，水が溜まっているかなども確認する．

DOPEの確認を行う間，患者の呼吸管理はバッグバルブマスク（アンビュー®バッグ）にて行う．したがって，対応は2人以上で行うことが望ましく，1人での対応に不安がある場合は，バッグバルブマスクを用いつつ応援を求めることが賢明である．

D. TPPVからの離脱

TPPVが気管切開の合併症（気道乾燥，唾液垂れ込み，胸郭変形）の予防や緩和のために導入された場合，逆にそれらの危険性がなくなれば，TPPVは不要になる．気管切開をした児でも，カニューレを抜き，気管切開孔を閉鎖できた場合には，気管切開の合併症もなくなるのでTPPVも離脱となる．また運動能力が低く，胸郭が十分に育っていない乳児期に加温加湿や唾液の垂れ込み予防のためにTPPVを必要とした児が，成長に伴いTPPV不要となるケースもある．本人の成長の度合いや呼吸状態をよく見極め，場合によってはSpO_2の24時間トレンド検査などを行い呼吸状態を評価した上で離脱を進めたい．

できるだけ人工呼吸器を付けたくないという考えの家族もいるため，適切に医学的評価を行った上で離脱を進めていくべきと考えている．

12 排痰ケア

POINT

- 医療的ケア児・者の在宅医療における呼吸管理の中で，排痰ケアの重要性はいくら強調してもしすぎることはない．
- ケアが構築され排痰がうまくいけば，ほとんど入院せずに自宅で過ごすことが可能となる．
- 基本的には機械的排痰を勧める．家族でも実施可能で一定の効果が認められる排痰補助装置は，患者が自宅で安定した生活を送るために非常に重要なツールである．

排痰ケアは，気道クリアランス療法 airway clearance therapy（ACT）とも呼ばれ，理学的または機械的に気道内の空気の流れを操作し，気道分泌物を中枢側へ移動させ，咳による喀出を促進することである．体位を利用した方法や用手的な方法もあるが，医療的ケア児・者の在宅排痰ケアでは，介護者の負担なども考え，基本的に機械的排痰補助を勧めている（**表 12-1**）．

A. 機械による咳介助

機械による咳介助 mechanical insufflation-exsufflation（MI-E）とは，強制的に気道に陽圧をかけ，その後陰圧をかけることで，咳を補助し，排痰を促す機器である．この装置による排痰補助のことを mechanically assisted coughing（MAC）と言い，自力咳の最大呼気流量 peak cough flow（PCF）が 270 mL/分以下で，徒手による咳介助や体位ドレナージでは十分に排痰できないときに医学的適応がある．在宅人工呼吸療法を行っているときに併用することで保険診療の適用となり，現在，保険診療上で使用可能な装置には，カフアシスト®やコンフォートカフ® II などがある．人工呼吸器とセットで導入することで，よい呼吸状態を長く維持できる．慣れると家族による実施が可能である．

表 12-1　主な機械的排痰補助

名　称	原　理	保険適用
機械による咳介助 動画 16, 18 Mechanical insufflation-exsufflation (MI-E) 例：カフアシスト®，コンフォートカフ® Ⅱ	機械的に気道に陽圧をかけた後，陰圧で吸引することで，咳を介助し，排痰を助ける	有（ただし人工呼吸器とセットで）
肺内パーカッションベンチレータ Intrapulmonary percussive ventilation (IPV) 例：IPV®	加湿された空気の塊を，高頻度・断続的に気道内に送り，換気改善と喀痰排出を補助する	有（人工呼吸器として）
振動呼気陽圧療法 Positive expiratory pressure (PEP) 例：アカペラ®	呼気時に気道に陽圧と振動を加えることで痰の移動を促す	無
高頻度胸壁圧迫 動画 15, 17 High-frequency chest wall oscillation (HFCWO) 例：スマートベスト®，コンフォートカフ® Ⅱ	患者が装着するベスト状の上着などから出されるエアーパルスにより，胸郭に高頻度振動を与えることで排痰を促す	無

(1) カフアシスト®

a. 適応

気道クリアランス療法が必要な患者はすべて適応といえる．筋ジストロフィーやミオパチーで筋力低下があり咳ができない人から，低酸素性脳症で自発呼吸がほとんどない人までその適応は幅広く，効果は大きい．18 トリソミーで気道の軟化があり，気管切開をしている患者もカフアシスト®の導入で排痰が促進される．

b. 禁忌

肺にブラ，肺嚢胞がある場合，気胸や気縦隔，人工呼吸器による肺障害のある患者．心不全や不整脈のある患者も注意して使用する．

c. 気管切開患者への導入

①導入前に胸部レントゲンを確認し，ブラ，肺嚢胞がないこと，心不全，不整脈がないことを確認する．

②以下が初期設定の例（自動モードを使用）

吸気圧/呼気圧
20～40/－20～－40

③最初は最低の圧から始め，実際に実施してみて，本人の受け入れやSpO_2の変化を見ながら5ずつ増やしていく．10 kg未満の患者は1.5秒から始める．

吸気時間	呼気時間	ポーズ（休止時間）
1.5～2秒	1.5～2秒	1秒

④オシレーション（振動）は，回数（周波数）と振幅を設定でき，吸気と呼気のいずれか，両方かを選択できるが，両方を選択し，周波数は20 Hz，振幅は5 hPaの最低の条件から始める．

⑤実際に実施してみて，徐々に条件を上げていくが，初回は無理をせず，本人の受け入れを優先する．その際も画面に表示されるPCFを確認しながら上げていく．初回はPCFが50 L/分を超えればよいとする．文献的にPCFの指標と言われる270 L/分にするのは困難で100 L/分程度でも十分な効果があり，現実的な目標値である．

⑥実施回数などは5呼吸で1セットとし，1日3～4セットを実施してもらう．

⑦初回導入時には，訪問看護やリハビリスタッフにも同席してもらい，訪問看護の際に実施することから慣れてもらうのもよい．

⑧往診のたびに徐々に条件を上げていき，PCFが100程度かもしくは吸気圧/呼気圧50/－50程度まで上げる．ただし，十分に排痰の効果があれば無理して条件を上げる必要はない．オシレーションは，周波数10～13 Hz，振幅10 hPaまで上げる．

d. NPPVの患者への導入

基本的には気管切開を介した患者と同じであるが，自動モードではなく，患者の呼吸に合わせたマニュアルモードから開始した方がよいこともある．

e. 回路の洗浄など

基本的には業者に説明してもらうが，往診の際には，痰などの汚れが付着していないか，不潔になっていないか確認する必要がある．

(2) コンフォートカフ® Ⅱ

この装置の利点は，ベストがついており，振動による排痰補助，高頻度胸壁圧迫 high-frequency chest wall oscillation（HFCWO）ができることである．ブラがあり，カフアシスト®の導入が困難な患者，どうしても強い空気の流入を嫌がる患者には有効である（**図12-1**）．

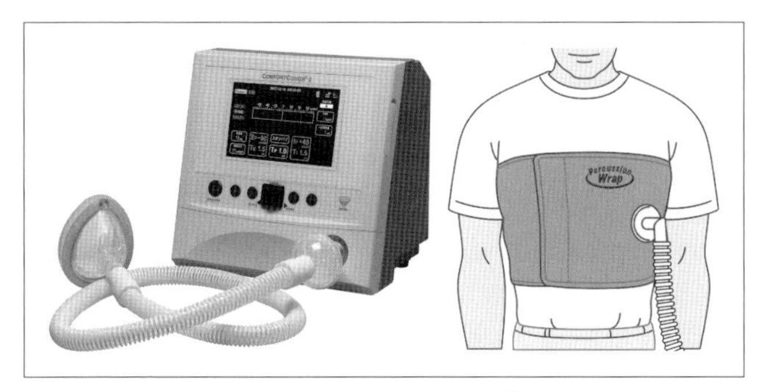

図 12-1　コンフォートカフ® Ⅱ

a. 適応

NPPV 患者，TPPV 患者どちらにも使用できる．

b. 導入

コンフォートカフ® Ⅱの HFCWO はパーカッサーと表示され，振動数（f）とラップの圧（Ip）と時間を設定する．振動数は 700～780，ラップの圧は 20～40（通常 35），時間は 5 分で開始し，本人の受け入れと排痰の効果によって調整する．

(3) 保険適用

今のところ，在宅でしか保険適用とならない．病院で使用してもコスト請求ができないので，その有効性にもかかわらず，病院では普及していない．人工呼吸器や呼吸不全の患者の最初の発生地である病院で使用しないので，在宅でも十分広がらないのが現状である．また，在宅であっても人工呼吸器とのセットでないと保険上請求することができない．

B. 肺内パーカッションベンチレータ

肺内パーカッションベンチレータ Intrapulmonary percussive ventilation（IPV）は医学的機序としては排痰補助装置であるが，在宅では人工呼吸器としての扱いになる点に注意が必要である．IPV は振動と共に薬液を肺胞まで送り込み，加圧させ痰を排出させる．生理食塩水と同時にブロムヘキシン（ビソルボン®）などの去痰薬を用いることも多い．圧と振動数を設定し排痰を行う．

非常に高性能の吸入器とカフアシストが一体化されたような装置であると考えると理解しやすい．

(1) 適応

IPVのよい適応となるのは，本人の拒否や家族の心理的抵抗などにより人工呼吸器（NPPV，TPPV）の導入が難しい患者，あるいは排痰がうまくいっておらずTPPVを導入したいが，気管カニューレフリーな状態であるため導入ができない場合などである．継続的な装着は不要で1日数回の使用で済み，外出時に必ず持ち歩く必要もないため，導入にあたっての負担感は小さい．まずIPVから始め，患者や家族の状態を見極めつつ本格的な人工呼吸療法につなげていくという場合もある．

(2) 設定と実施回数

IPVは作動圧とパーカッションの頻度を設定する．作動圧にはポンド平方インチ pound square inch（psi）という単位が用いられ，成人は30～40 psi，小児では20～30 psi程度を目安とする．1 psiはほぼ1ヘクトパスカル（hPa）に相当すると考えてよい．パーカッションの頻度は，高（約300回/分），中（約200回/分），低（約100回/分）の3段階があり，高頻度は分泌物を流動化，中頻度は排出を活性化，低頻度でさらに分泌物の排出を活性化させるとされているが，おおむね高頻度で問題はない．実施時間はパルスオキシメーターを装着してモニタリングをしながら1回10分を目途に，1日1～5回まで本人の状態や生活リズムに合わせて実施する．

13 疼痛管理の基本

POINT

- 疼痛管理において最も重要なのは，この患者に痛みがあるかもしれないと常に意識することである．
- オピオイドの第一選択はモルヒネである．
- 小児では成人ではあまり使わないブプレノルフィンを有効に使おう．
- 小児では成人より強い痛みを訴える場合が多く，自己調節鎮静法 patient controlled analgesia（PCA）は必須と考えるべきである．

A. 疼痛対応の基本戦略

本章および次章では，特に小児に特徴的な点に絞って解説する．成人の各種症状コントロールに関しては各種成書を参照されたい．

症状緩和の対象となる症状の中で最も重要なものが疼痛である．疼痛への対応は，**表 13-1** の A. Q. U. E. S. T 基本戦略による．

表 13-1　A. Q. U. E. S. T 基本戦略

A（Assumption of pain）	痛みがあると想定する
Q（Question the Child）	患者本人に聞く
U（Use Pain Rating Tools）	ペインスケールを用いる
E（Evaluate Behavior）	自己申告できない患者（子ども，障害者，認知症高齢者）は心拍，呼吸など客観的指標を評価する
S（Sensitize Parents）	家族・主介護者の評価にも注意する 家族・主介護者を巻き込む
T（Take Action !）	実際に鎮痛薬を使用する

これは，Baker らが 1987 年に発表した Q. U. E. S. T.：a process of pain assessment in Children[1] という総説を参考に前田が改変したものである．この基本戦略は，小児のみではなく，高齢者にも成人期の障害者にも応用できる．

この戦略で最も重要なことは，痛みがあると想定するということである．在宅医療を対象とするすべての患者は，何らかの慢性疾患を抱えている．それらの患者には，常に疼痛がある可能性がある．しかし，すべての患者が「痛い」と訴えることができるわけではない．さらに発声できない寝たきりの重症心身障害児・者や，認知症高齢者，あるいは意識が清明で会話ができる者でも，外傷や急性疼痛と異なり慢性疼痛は，いつものことだからと我慢してしまったり，投薬などの治療が増えることへの抵抗などから積極的に訴えることが難しい．我々医療者は，患者の訴えから動き始める．つまり，訴えがなければ動かないという無自覚の前提がある．しかし，疼痛のコントロールにおいては，「すべての患者には痛みがある」と想定して対応を開始することが重要である．

B. 子どもの疼痛に関する誤謬

子どもの疼痛にはよく信じられている誤謬がある．①乳児は神経組織の未熟性のために痛みを感じない，②子どもは痛いことを常に訴える，③幼児はどこが痛いかを示すことができない，④麻薬は子どもに危険であり，鎮痛薬は最小限に抑えた方がよい，⑤元気な子どもには痛みがない，遊んでいられるなら痛みはない，といったことである．

しかし，実際は，①乳児も痛みを感じる．痛みの経路は出生時より存在し，痛み刺激はミエリン化の有無にかかわらず伝達される．また，乳児期の強い疼痛の体験は，その子どもの精神・神経に深刻な影響を与える可能性があると言われている[2,3]．②子どもは痛いことを常に訴えるわけではなく，痛いことを隠すこともある．③幼児はどこが痛いかを示すことができる．体の部位の名前は知らずとも，痛みの局在を示せる．④麻薬は子どもに対しても，成人同様適切に使用すれば危険はない．痛みが全くない状態を目指すべきであり，そのために鎮痛薬は十分な量を使用するべきである．⑤一見元気な子どもにも，痛みがある場合がある．子どもは遊びを気晴らしやコーピングとして用い，活動性の亢進が痛みのサインであることがある．遊んでいても常に痛みがある可能性は否定できない．

C. 疼痛の評価

疼痛のコントロールには，評価が必要である．疼痛評価の方法には，セルフレポート（自己申告），行動の観察および生理学的変化による評価があるが，一般的には，セルフレポートが最もよく用いられる．セルフレポートには，100 mm の直線を用いて，患者に自分の感じている痛みの強さを最もよくあらわしていると思う線上の位置に印をつけてもらい，端からの長さを測定する visual analogue scale（VAS）や 0～10 までの数字の大きさで痛みの程度を表現する numerical rating scale（NRS），小児の疼痛評価で最も頻用されている段階的な苦痛を感じている顔の表情による face scale などがある（**図 13-1**）．

小児や成人の重症心身障害者や認知症高齢者の場合，セルフレポートが困難な場合が多い．このような患者のために開発されたのが，行動観察による評価である paediatric pain profile（PPP）である．これは，20 項目からなる行

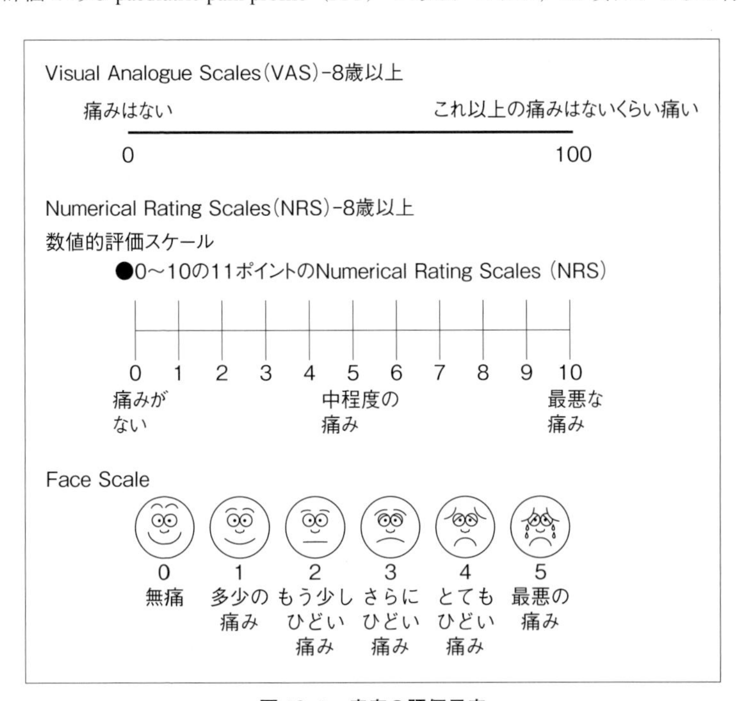

図 13-1　疼痛の評価尺度

動の観察による評価で www.ppprofile.org.uk/でダウンロードが可能となっている．このほか，face legs activity cry consolability（FLACC）行動スケール（**表13-2**）やカナダの心理学者と麻酔科医のチームが小児の術後痛の評価のために考案したスケールの Children's Hospital Eastern Ontario Pain Scale（CHEOPS）という，泣き方，表情，痛みの訴え，姿勢，傷を触れようとするか，脚位置の 6 つの行動項目を規定した段階的に点数をつけていく方法などがある．

表 13-2　FLACC 行動スケール

カテゴリー	スコアリング		
	0	1	2
表情	無表情または笑顔	時折しかめっ面，眉を潜めている，うつむく，無関心	頻繁または持続的なしかめっ面，歯ぎしり，戦慄く
下肢	正常肢位またはリラックス	落ち着きがない，じっとしていられない，緊張	足を蹴る，突っ張る
活動性	おとなしく横になっている，正常位，容易に動く	じっとしていない，体位変換を繰り返す，緊張	そりかえる，硬直する，ひきつけ
啼泣	泣いていない	うめく，めそめそ泣く，時折苦痛を訴える	泣き続ける，悲鳴をあげる，不満を訴え続ける
安静度	満足している，リラックス	時々，タッチングや抱っこ，声かけをすると落ち着く，注意散漫になることもある	慰めたり，安心させたりすることが困難

原作者の Sandra Merkel の許可を得て逆翻訳法を使用し翻訳
翻訳：松石雄二朗*，星野晴彦*，下條信威*，榎本有希*，城戸崇裕*，井上貴昭*
*筑波大学 医学医療系 救急集中治療医学分野

しかし，実際の臨床現場で，これらのペインスケールを使用することは煩雑であり，現実的でないことも多い．家族の訴え（痛そうかそうでないか，表情がどうか）と医師の観察（緊張，表情など）と脈拍によって判断する．特に脈拍は非常に有用な情報源となる．

D. 疼痛コントロールの基本戦略

小児の疼痛コントロールの基本戦略は，WHO のガイドライン WHO guidelines on the pharmacological treatment of persisting pain in children with medical illnesses による．以下の 4 つがキーコンセプトとされている[4]．

(1) using a two-step strategy：2段階戦略の薬物療法

まずは，アセトアミノフェンもしくは非ステロイド系抗炎症薬（NSAIDs）を使用する（イブプロフェンなど）．不十分な場合は，強オピオイド（塩酸モルヒネ，オキシコドンなど）を用いる．

成人の場合は3段階で，①NSAIDs，②コデインなどの弱オピオイド，③強オピオイドである．以前，弱オピオイドに分類されていたブプレノルフィンは，現在は強オピオイドに分類されている．

(2) dosing at regular intervals：定期投与で

疼痛管理の基本は，痛みが出現してからの頓用ではなく，定期投与による管理が原則である．

(3) using the appropriate route of administration：適切な投与経路で

投与経路は，可能な限り経口投与が望ましい．ただし，薬剤がうまく飲めないことも多いので工夫を要する．

(4) adapting treatment to the individual child：子ども個々に対応

鎮痛薬の量は個人差が大きいので，個々の患者にとっての最適量を定める必要がある．特にオピオイドには投与量の制限がないので，疼痛効果と副作用のバランスを適切に評価し，副作用が許容できなければオピオイドの変更を考慮する．

E. 具体的な鎮痛薬の投与法

(1) 第1段階：アセトアミノフェンもしくはNSAIDs

アセトアミノフェン

（経口）（坐剤）1回15〜20 mg/kg* 4〜6時間ごと

第1段階として用いるアセトアミノフェンの有効時間は4〜6時間であり，鎮痛効果の期待できる最低量が10 mg/kgである．日本の小児科領域で解熱薬として一般的に用いられている投与量（1回10 mg/kg 3〜4回/日）では，持続的な鎮痛効果が得られないことが多い．1日総量として60 mg/kgが限度とされているが，実際には生命予後なども考慮し有効な痛みのコントロール

＊は保険適用外の用量・投与経路など

を行うために，肝障害などに注意しながらそれ以上を使用することもある．

ロキソプロフェン
（経口）1回60 mg　1日3回　最大360* mg（1日6錠まで）

ロキソプロフェンは近年用いることが少なくなったが，15歳以上の年長児に用いることがある．アセトアミノフェン同様，症状コントロールを優先し多めに用いることがある．

(2) 第2段階：強オピオイド

モルヒネ
（経口）（静注）（皮下注）（坐剤）

開始量	3～6か月	0.5 mg/kg/日　分4～6
	6か月以上	0.5～1 mg/kg/日　分4～6
	12歳以上	20～60 mg/日　分4～6

アセトアミノフェンが効かない場合は，速やかに第2段階の強オピオイドを使用する．第一選択薬はモルヒネである．モルヒネは，過去の多くの経験や研究に基づく効果や副作用，長期的な安全性などのデータがあること，剤形が豊富などの理由により，ファーストチョイスとなっている．なお，がん以外の疾患に関しては，原末と注射液のみ保険適用となっている点に注意が必要である．

ブプレノルフィン（レペタン® 注0.2 mg）【非がん適外】
（舌下投与*）（栄養チューブ等から注入*）（皮下注射*）（点滴静注）
1回1～2 μg/kg
投与後30分で追加可能　最大20 μg/kg/日

当院では，モルヒネの前にブプレノルフィンを使用することも多い．モルヒネ内服の場合は後述するように，使用と同時に，吐き気止めと便秘対策を行う必要があるが，ブプレノルフィンはその必要がないので使用しやすい．舌下投与から始めると投与ルートを選ばない．18トリソミーなどの乳児に用いる場合は，経管栄養のチューブから注入しても効果がある．ブプレノルフィンは非がん疾患には適用外であるが，呼吸苦にも効果があるため使いやすい．

フェンタニル貼付剤（デュロテップ® MT パッチ，フェントス® テープ，ワンデュロ® パッチ）

（貼付）例：デュロテップ® MT パッチの場合，10 kg あたり 2.1 mg（経口モルヒネ 30 mg/日相当）を 1/4 枚に切って使用*　3 日ごとに貼り替え

オピオイドの経口投与が困難な場合や腎不全，腎機能低下の場合，腹部膨満感などの苦痛の場合には，フェンタニル貼付剤は有用である．非がんの患者であっても，事前に薬局に申請書類を出せば，その書類を出した医師の名前でフェンタニル貼付剤が処方できる．腎不全や心不全の末期には疼痛があると考え，積極的に使用する．がんの場合は，1 日おきに貼り替えるフェントス® テープやワンデュロ® パッチも使いやすい．なお，非がんの患者にフェンタニル貼付剤を使用するには以下の手続きが必要となる．

非がん患者に対するフェンタニル貼付剤の使用について

- フェンタニル貼付剤を用いて慢性疼痛治療を行う医師は，慢性疼痛治療および本剤の流通管理に関するトレーニング（e-learning）を受講しなければならない．
- 医師は e-learning 受講完了後，「フェンタニル貼付剤の慢性疼痛への処方時の確認書」を入手する．
- 処方医師は「医療用麻薬の取り扱いに関する注意点」を患者に説明し，確認書を患者と取り交わす．
- 患者は麻薬処方箋とともに確認書を薬局に持参し，薬剤師に提示する．
- 薬剤師は確認書の内容を確認し，不備がなければ調剤する．

オキシコドン（オキシコンチン®，オキファスト®，オキノーム®）

（経口）（静注）（皮下注*）0.05 mg/kg で開始し，モルヒネと同様の方法で増量する．経口と静注の換算がモルヒネと異なる点に注意する．

オキシコドンはオピオイドのファーストチョイスにはしていない．他院で使用されていた場合には継続投与するが，PCA などで持続皮下注，持続静注の場合には基本的にモルヒネを使用する．

(3) オピオイドローテーション

副作用の軽減や，症状の変化などによりオピオイドを変更することをオピ

オイドローテーションと言う．たとえば，腎不全をきたすとモルヒネは副作用が出現しやすくなるので，フェンタニルへ変更することが多い．また，腸閉塞などを起こした場合，腸の蠕動運動を止めるモルヒネは腸閉塞を悪化させる可能性があるので，フェンタニルに変更する．逆に，フェンタニルを使っていた患者で，呼吸苦が出現した場合，フェンタニルは呼吸苦には効果がないので，モルヒネに変更するなどである．投与量は，**表13-3**などの換算表を参考に計算する．

なお，フェンタニル貼付剤の量をそのままモルヒネに置き換えると過量投与になることが多いので注意を要する．皮膚の状態によって，吸収に影響が生じるためである．20～30％少なめの量にした方がよいようである．高用量のフェンタニル貼付剤は理論通りに効果がないこともあり，経験的に12.6 mgを超えると配慮が必要になる．持続皮下注にするとモルヒネの副作用が出にくいことも考慮する必要がある．

(4) 鎮痛補助薬としてのNSAIDsとアセトアミノフェン

フルルビプロフェン静注液（ロピオン® 静注）【非がん適外】

（静注）3 mg/kg/日で持続投与*（最大150 mg/日）
　　　　あるいは1回1 mg/kg　8時間ごとに点滴

アセトアミノフェン静注液（アセリオ® 静注液）

（静注）2歳以上　最大60 mg/kg/日で持続投与*
　　　　あるいは分4で点滴静注
　　　　2歳未満　最大30 mg/kg/日で持続投与*
　　　　あるいは分4で点滴静注

小児の固形腫瘍や脳腫瘍の頭痛などの場合，モルヒネを開始し，戦略に従い増量しても十分な除痛が得られないことがある．その場合は，アセトアミノフェン静注液やフルルビプロフェン注射液を併用する．どちらも通常は4～6時間おきの間欠投与だが，持続投与の方が効果が高い．なお，フルルビプロフェンはがん病名がないと保険適用がないこと，血小板が少なく出血傾向がある場合は使えないことに注意する．

(5) タイトレーション

強オピオイド薬は常時ある疼痛用の定期薬と突出痛用の頓用薬（レス

キュー薬)の両方を予め処方しておく．突出痛への頓用の投与量は 24 時間投与量の 1/4～1/6 とする．

強オピオイドにはフェンタニルのように天井効果があるものと，モルヒネのように天井効果がなく投与量の制限がないものがある．開始量で疼痛が出現する場合は頓用を服用し，その必要量に合わせてモルヒネの定期投与量を増量していきながら適量を決める．これをタイトレーション titration という．

表 13-3　聖隷三方原病院のオピオイド力価表

<table>
<tr><td rowspan="10">経口・坐薬・経皮</td><td>経口モルヒネ（mg/日）</td><td>30</td><td>60</td><td>120</td><td>240</td><td>360</td></tr>
<tr><td>モルヒネ坐薬（mg/日）</td><td>20</td><td>40</td><td>80</td><td>160</td><td>240</td></tr>
<tr><td>オキシコンチン（mg/日）</td><td>20</td><td>40</td><td>80</td><td>160</td><td>240</td></tr>
<tr><td>フェントステープ（mg/日）</td><td>1</td><td>2</td><td>4</td><td>8</td><td>12</td></tr>
<tr><td>デュロテップ MT パッチ(mg/日)</td><td>2.1</td><td>4.2</td><td>8.4</td><td>16.8</td><td></td></tr>
<tr><td>コデイン（mg/日）</td><td>180</td><td></td><td></td><td></td><td></td></tr>
<tr><td>トラマール（mg/日）</td><td>300</td><td></td><td></td><td></td><td></td></tr>
<tr><td>レペタン坐薬（mg/日）</td><td>0.6</td><td>1.2</td><td></td><td></td><td></td></tr>
<tr><td>タペンタ（mg/日）</td><td>100</td><td>200</td><td>400</td><td></td><td></td></tr>
<tr><td>ナルサス（mg/日）</td><td>6</td><td>12</td><td>24</td><td>48</td><td>72</td></tr>
<tr><td rowspan="7">静脈・皮下</td><td>モルヒネ（mg/日）</td><td>15</td><td>30</td><td>60</td><td>120</td><td>180</td></tr>
<tr><td>フェンタニル（mg/日）</td><td>0.3</td><td>0.6</td><td>1.2</td><td>2.4</td><td>3.6</td></tr>
<tr><td>オキシコドン（mg/日）</td><td>15
(1.5A)</td><td>30
(3A)</td><td>60
(6A)</td><td>120
(12A)</td><td>180
(18A)</td></tr>
<tr><td rowspan="4">ナルベイン（mg/日）
（注 1，2，3）</td><td colspan="5">他のオピオイドからナルベインに変えるとき</td></tr>
<tr><td>1.2
(0.6A)</td><td>2.4
(1.2A)</td><td>4.8
(2.4A)</td><td>9.6
(4.8A)</td><td>14.4
(7.2A)</td></tr>
<tr><td colspan="5">ナルベインから他のオピオイドに変えるとき</td></tr>
<tr><td>2.4
(1.2A)</td><td>4.8
(2.4A)</td><td>9.6
(4.8A)</td><td>19.2
(9.6A)</td><td>28.8
(14.4A)</td></tr>
</table>

注 1）ナルベインの換算について．ナルサス⇔ナルベインは経口⇒注射，注射⇒経口の換算比が同じではないと言われています．ナルサス⇒ナルベインは 5 分の 1 です．経口に戻す（ナルベイン⇒ナルサス）ときは，2.5（～3）倍で換算してください．
注 2）モルヒネを経由した場合の数値の違いについて．モルヒネ注射⇒ナルベインは 8 分の 1 です．経口モルヒネ⇒モルヒネ注射を 3 分の 1 で計算するか 2 分の 1 で計算するかでナルベインの量が異なります．経口モルヒネ 60 mg⇒モルヒネ注射 20～30 mg⇒ナルベイン 2.5～3.8 mg になります．
注 3）ナルベイン注には，1 アンプル（A）が 2 mg（1 mL）と，20 mg（2 mL）の 2 つの規格がありますが，この表では 1A 2 mg の計算でアンプル数を表記しています．
（聖隷三方原病院 症状緩和ガイド http://www.seirei.or.jp/mikatahara/doc_kanwa/contents1/54.html より）

タイトレーションでのモルヒネは可能な限り速放剤を4時間ごとに用いて増量する方が徐方剤を用いるより適量が把握しやすい．具体的には，①2～3日の経過中，24時間平均で1回を越える頓用が必要であった場合に前日の定期薬総使用量の20～50％を定期薬に上乗せしながら約2日ごとに適量まで増量していく方法と，②24時間の間に投与した頓用の合計をそのまま次の定期薬に上乗せしていく方法がある（**図13-2**）．モルヒネの増量においては，激しい痛みでなければ前日の50％までの増量に抑えておくのが一般的である．適量が決まれば，同量を徐放剤（分2投与が多い）に変更する．ただし次の内服前に疼痛が出現するようなら分3の方がよい．

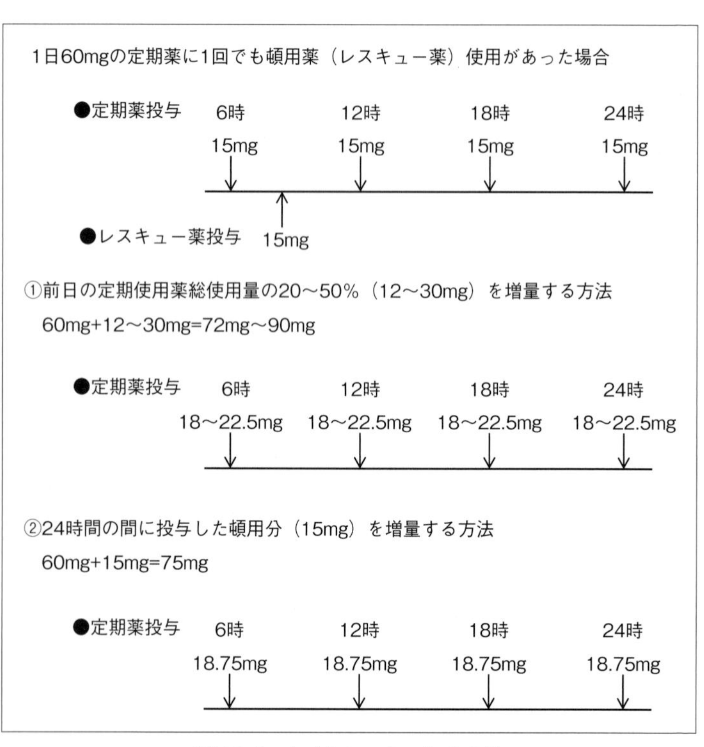

図13-2　タイトレーションの方法

(6) 持続皮下注射 continuous subcutaneous infusion（CSI）あるいは持続静脈注射

最末期の疼痛，呼吸苦の緩和において，持続皮下注射もしくは持続注射は，非常に有益な手法で，以下のような利点がある．

・安定した血中濃度が持続して得られる．
・経口薬の内服ができない患者に投薬できる．
・経口薬に比べ副作用を軽減できる場合がある（モルヒネなど）．
・薬を混合することで複数の症状を管理できる．
・注射ポンプは持ち運びが容易(軽い，小さい，コンセントがいらない)．

持続皮下注射には，さらに以下のような利点がある．

・静脈ルートに比べ処置が容易．
・静脈ルートに比べ処置時の苦痛が少ない．
・静脈ルートに比べ日常生活の邪魔になりにくい．
・静脈ルートに比べトラブルが少ない（点滴漏れ，ルート感染，点滴過量投与など）．
・静脈内投与とほぼ同様の効果が得られる．

開始例

モルヒネ 100 mg/日を経口投与している場合，ほぼ等力価のモルヒネ注射液 50 mg/日で開始．

以下，代表的なポンプ CADD®-Regacy を利用した場合について解説する 動画 8．薬剤充填用のカセットには 50，100，250 mL の 3 サイズがあるので，このいずれかを用いてモルヒネが 4〜5 日分充填できるように調剤する．モルヒネ注射液は 1 mL が 10 mg に相当するので，上記の例の場合では 5 mL（5A）が 1 日分の 50 mg となる．4 日分 20 mL（20A）に，生理食塩水 80 mL を加えると 100 mL となり，100 mL サイズのカセットに充填して 1 mL/時の設定で皮下投与すると 1 日 24 mL，100 mL では約 4 日分となる．

CADD®-Regacy には，レスキュー薬使用のための PCA ボタンがあり，その 1 回あたりの投与量と次回ボタンを押せるまでのロックアウトタイムを設定可能である．小児においては通常，レスキュー薬は 1 時間分，ロックアウトタイムは10〜15分とすることが多い．上記の例でロックアウトタイムを15分と設定すると1時間に最大4 mLの追加投与が可能となる．このため，4日分相当をセットしても実際には1〜3日で消費されるものと考えておくべきである．

PCAの回数が多い場合，あるいは疼痛評価の結果十分なコントロールが得られていない場合は，1時間の投与速度，レスキュー投与量ともに増量していくことになる．増量する際は，経口の場合と同様に疼痛の状況に応じて，前日の使用量の20〜50％を増量していく．

呼吸苦などが強い場合は，ここにミダゾラムを混合して投与することも有用である．ミダゾラムの投与量を決め（14章参照），その分生理食塩水を減らして調剤する．ただし，モルヒネの投与量が徐々に増量している場合，ミダゾラムを混合して使用するとモルヒネの投与量増加に伴いミダゾラムも増量されてしまい，不必要な意識レベルの低下を招くので注意が必要である．モルヒネの増量が予想される場合は，ミダゾラムの投与経路は分けた方が賢明である．ミダゾラムに関しては，モルヒネほど厳密な投与量コントロールを必要としないことが多いので，メインの高カロリー輸液などが投与されている場合は，そちらにミダゾラムを混合して投与することでポンプの数を増やすことなく対応可能である．

F. オピオイドの副作用

がん，非がんにかかわらず，緩和ケアの要の症状コントロールにおいて，オピオイドは重要な位置を占める．その副作用と対策を以下に述べる．

(1) 悪心・嘔吐

オピオイド投与開始時や増量時に起こることが多く，1〜2週間で耐性が生じ，症状は治まる．しかし，これは大変不快な症状で患者を苦しめるので，オピオイド投与時には必ず鎮吐薬の投与も同時に行う．以下の2剤がよく使用される．使用時（特にハロペリドール）には眠気と錐体外路症状の出現に注意する．

プロクロペラジン（ノバミン®）

（経口）0.4 mg/kg/日　分3〜4*

ハロペリドール（セレネース®）【適外】
（経口）0.025～0.15 mg/kg/日　分 1～2
（皮下注*）0.025～0.15 mg/kg/日（最大 5 mg）

(2) 便秘

オピオイドによる便秘は，小児においても極めて頻度が高いため，予防的な下剤の投与は欠かせない．

酸化マグネシウム（細粒 83%：1 g＝830 mg）
（経口）0.05～0.06 g/kg/日

オピオイドによる便秘は，用量依存的に症状が悪化しコントロール困難なことが多い．様々な薬剤を組み合わせてコントロールを試みる．小児での安全性は確立されていないが，ナルデメジントシルは，小児においてもオピオイドによる便秘に有効である．

ナルデメジントシル（スインプロイク®）　酸化マグネシウムと併用して
（経口）0.01 mg/kg/日　分 1*

モビコール®配合内用剤　酸化マグネシウムと併用して
（経口）2～7 歳　1 包/日　分 1
　　　　7 歳～　 2 包/日　分 1　 1 日 6 包まで増量可

(3) 痒み

オピオイドによる痒み（特に鼻の周囲や顔）は決してまれではなく，小児の方が頻度が高いといわれている．抗ヒスタミン薬などを使用する．痒みがひどければオピオイドの変更を考慮する．モルヒネをオキシコドンに変更することで軽減できることも多い．

(4) 鎮静

オピオイド開始時に眠くなることがあるが，数日で消失する．眠気が持続する場合は，肝，腎，脳の障害や電解質異常を考慮し，血液検査を行う．

(5) 不穏

鎮静とは逆に不穏を認める場合があり，特に幼児に多い．ハロペリドールを投与し（14 章参照），オピオイドを減量する．またオピオイドの変更も考慮する．

(6) ミオクローヌス

これは高用量のオピオイドを使用している場合に多い．また腎障害の進行によって血中濃度が上昇しているために起こっていることもあるので注意を要する．治療にはミダゾラム（ドルミカム®），クロナゼパム（リボトリール®）などが用いられる．オピオイドの変更も考慮する．

ミダゾラム（ドルミカム®）【適外】
（鼻腔・口腔への粘膜投与*）1 回 0.1～0.3 mg/kg
1 時間あければ追加可能

ミダゾラムの初回投与は医師が行うが，その後症状が出現した時に家族が対応できるようにシリンジに入れたものを患者宅に保管しておくこともある．

クロナゼパム（リボトリール®）
（経口）1 回　0.025 mg/kg　4～6 時間あけて追加可能

(7) 尿閉

成人に比べ小児の方が頻度が高いといわれている．膀胱圧迫や間欠導尿が試みられる．オピオイドの変更も選択肢の 1 つである．

(8) 呼吸抑制

小児では，疼痛が激烈でオピオイドを急激に増量せざるを得ない場合は，呼吸抑制の副作用が発生することがある．なお，成人の場合，オピオイド投与による呼吸抑制は，恐れられているが実際にはまれである．例外としては，急な疼痛の減少によるものやオピオイド代謝の急な変化によるものがあり得るが，それでも麻薬拮抗薬のナロキソンを必要とすることはまれである．ナロキソンを投与すると即座に効果があるが，一方で，鎮痛作用も消失することを忘れてはならない．

ナロキソン
（静注）0.005 mg（0.025 mL）/kg/日

(9) 身体依存，精神依存

1 週間以上オピオイドを投与している場合，急にやめると身体依存が出現し得るので，減量・中止する場合はゆっくり減量する必要がある．10 日程度の投与であれば，1日目に半量に減量し，その翌日に中止する．1か月程度であれば25%ずつ4〜7日かけて減量する．それ以上であれば，1〜2週間かけて減量する．

オピオイドに関する誤解の多くは，精神依存あるいは麻薬中毒についてであるが，適切に使用すればこのようなことはまず起こらない．

意外に重要なのがフェンタニル貼付剤の身体依存である．オピオイドを使用している場合，通常はオピオイドローテーションを行っても離脱症状は出現しないが，フェンタニルの減量を伴う場合，苦しい・いてもたってもいられないといった離脱症状が生じることがある．フェンタニルから他のオピオイドに変更する場合，フェンタニルの減量にはかなり時間をかける必要がある．具体的には，1週間以上かけて20%くらいずつ減量していくことをお勧めする．

文献

1) Baker CM, Wong DL.：Q. U. E. S. T.：a process of pain assessment in children（continuing education credit）. Orthop Nurs. 1987；6（1）：11-21.

2) Abdulkader HM, Freer Y, Garry EM, et al：Prematurity and neonatal noxious events exert lasting effects on infant pain behavior. Early Hum Dev. 2008；84：351-5.

3) Grunau RE, Holsti L, Peters JW：Long-term consequences of pain in human neonates. Semin Fetal Neonatal Med. 2006；11：268-75.

4) WHO Guidelines Approved by the Guidelines Review Committee：WHO Guidelines on the Pharmacological Treatment of Persisting Pain in Children with Medical Illnesses. 2012.

14 激烈な疼痛および呼吸苦など種々の症状の緩和

POINT

- 小児および若年成人には，通常のオピオイドの使い方のみでは抑えきれない激烈な疼痛が生じることがある．
- 呼吸苦もほぼ全例で出現する．
- それらの症状への対応を学んでおくべきである．

ここでは，「13．疼痛管理の基本」を基に臨床現場で時々遭遇する激烈な痛み，神経障害性疼痛，ほかに呼吸苦，心不全，腹部膨満，せん妄，吃逆（しゃっくり），掻痒感，パニック・死の恐怖，喘鳴などの対応について述べる．

A．激烈な疼痛

特にがんの疼痛コントロールにおいて激烈な疼痛への対応が必要になる場合がある．消化器系のがんで腸穿孔を起こした場合，小児の固形腫瘍などで神経浸潤があった場合など，患者がのたうつような痛みが発生することがある．その際には，まず末梢ラインを確保するか，あるいは中心静脈 central venous（CV）ラインを使用して以下のように対応する．

まだオピオイドを使用していない患者
（静注）生食 100（小児 50）mL＋塩酸モルヒネ 10 mg

一定量のオピオイドを使用している患者
（静注）生食 100（小児 50）mL＋塩酸モルヒネ 50 mg

①全開で点滴あるいは 1 回 5 mL で 1〜2 分ごとにシリンジでポンピングを行う．
②呼吸状態に注意しながら痛みが治まるまで継続する．

これにより，激烈な痛みが治まったら基本的には自己調節鎮痛法 patient controlled analgesia（PCA）の導入を行う．PCA で症状が安定した後は，患者の生活の質が少しでも改善するように，可能であれば経口剤，貼付剤などに移行する．

B. 神経障害性疼痛あるいは神経因性疼痛

激烈な痛みの原因にもなり，通常のオピオイドのみではコントロールが困難なのが神経障害による痛みである．これは，神経障害性疼痛あるいは神経因性疼痛ともいわれ，以下の処方をオピオイドと併用する形で経口投与する．

プレガバリン（リリカ®）
（経口）3～10 mg/kg/日　分 2　少量から開始

ガバペンチン（ガバペン®）【適外だが審査上認める】
（経口）1 日目　10 mg/kg/日　分 3
2 日目～　20 mg/kg/日　50 mg/kg/日まで増量可

クロナゼパム（リボトリール®）【適外】
（経口）0.05 mg/kg/日　分 2　0.1 mg/kg/日まで増量可能

上記の薬剤は眠気も考慮し用量を決める．薬用量の最大使用量を考慮しつつ，患者の生活を障害しない量まで使用したら，疼痛に応じてオピオイドを増やす．オピオイドの増量は通常の疼痛時の増量法に準じる．

内服薬ではコントロールできない強い神経障害性疼痛，骨肉腫などで切断された足の幻肢痛，ある種の脳腫瘍，白血病の中枢浸潤の頭痛には以下をオピオイドと併用する．

リドカイン（キシロカイン®）【適外だが審査上認める】
（静注）テストとして 1.0～1.5 mg/kg を生食 10～50 mL に溶解して 15 分かけて静注
効果があれば，5～20 mg/kg/日で持続静注

ケタミン（ケタラール®）【適外】

（持続静注・皮下注）0.5～1 mg/kg/日　1日ごとに症状を見ながら0.5～1 mg/kg ずつ 5 mg/kg まで増量

ケタミンは呼吸抑制，悪夢を見るなどの副作用，キシロカインは不整脈の発生に注意する．またケタミンは麻薬に準じる扱いが必要である．

C. 呼吸苦

非がん疾患の死に至る最期の1週間に出現する症状は，呼吸苦が最も多く，全体の68％に出現し，疼痛は呼吸困難に比べかなり少なく27％に出現するといわれている．しかし，疼痛は軽度のものがほとんどだが，呼吸困難は中等度以上が多く，主治医が終末期に緩和するべき症状として挙げた症状の中でも最も多い[1)]．

呼吸苦は，疼痛と同じく主観的症状であり，客観的所見と一致しないことも多く，酸素飽和度や血液ガスが問題ないから大丈夫というわけではない．その評価は，疼痛と同様にセルフレポートが重要である．呼吸困難を引き起こす機序は必ずしも明らかではないが,「不安」と「呼吸困難」は特に相関関係が強いと言われている．

薬物療法は，ベンゾジアゼピン，モルヒネが主体となる．これらの薬物療法は，呼吸困難に対して有効であるが，呼吸回数や酸素飽和度といった測定可能な指標には必ずしも現れない．そのほかに，ステロイド，気管支拡張薬，酸素や，非侵襲的陽圧換気療法（NPPV）が用いられ，気道分泌の増加に対しては，分泌を抑制する薬剤も有効である．

(1) モルヒネ

呼吸困難の緩和でエビデンスがあるのがモルヒネである．モルヒネはさらに不安，疼痛，肺血管抵抗を低下させる効果もある．鎮痛に用いる量の25～50％程度から始め，効果に合わせて調整する．すでに投与されている場合は，25～50％増量する．

モルヒネ

（経口）0.1～0.5 mg/kg/日　成人で 10～20 mg/日　分 4～6

(2) ブプレノルフィン

呼吸苦に対してもブプレノルフィンは有効である．モルヒネに比べ副作用が少なく使いやすい．当院ではオピオイドを使用していない患者に呼吸苦が出現した場合は第1選択にすることが多い（使い方は13章を参照）．

(3) ベンゾジアゼピン

モルヒネと併用する（13章参照）ことで効果が認められるのが，ベンゾジアゼピンである．ベンゾジアゼピンではミダゾラムが舌下（粘膜投与）・皮下注射・静注・持続皮下注射など，投与経路も多様で，効果もシャープであるため最も使いやすい．保険適用がないのが弱点である．

ミダゾラム（ドルミカム®）注射液【適外】

（舌下*）1回　0.2～0.3 mg/kg　6～8時間ごと
　　　　（2回以上投与が必要なら持続皮下注射へ変更）
（皮下注/静注）1回　0.05～0.1 mg/kg　1時間以上あけて
（持続皮下注射*）0.03～0.2 mg/kg/時

ジアゼパム【適外】

（経口）セルシン®　0.2～0.3 mg/kg（1日2回で始めて必要なら3～4回まで増量）
（坐剤）ダイアップ®　1～3歳　4 mg
　　　　　　　　　　3～12歳　4～10 mg
　　　　　　　　　　12歳以上　10 mg

(4) ステロイド

エビデンスは明らかではないが，よく併用薬として使用される．デキサメタゾンを使用する場合が多い．1日0.5～8 mgを適宜使用する．当院では，成人で1 mg/日（分2朝，昼）から使用開始することが多い．

デキサメタゾン（デカドロン®）【適外】

（経口）（皮下注）（持続静注）0.1 mg/kgで開始

＊は保険適用外の用量・投与経路など

(5) 持続皮下注射あるいは持続静脈注射

最末期の疼痛，呼吸苦の緩和においても，持続皮下注射や持続静脈注射は，非常に有益な手法である．我々はモルヒネとミダゾラムを併用し，最末期の呼吸困難をほぼ全例でコントロールできている（13 章参照）．

(6) NPPV と TPPV

呼吸器を使用して呼吸苦に対応することもある（9 章参照）．

D. 心不全による苦痛

小児の緩和ケアにおいては，心不全が緩徐に進行して亡くなるケースへの対応が必要になる場合がある．手術不可能な先天性心疾患や心筋症などである．これらの心不全も患者に大きな苦痛を与えるため，対応が必要である．心不全による苦痛の緩和は，呼吸苦の緩和に準じて行う．すなわち薬剤はまずブプレノルフィンを用い，それでコントロールできない場合はモルヒネとミダゾラムに移行する．これによって心不全もほぼ苦痛がない状態にコントロールが可能である．

E. 腹部膨満

腹部膨満は原因を考慮する必要はあるが，一般的には軽いマッサージや腹部を温めることでかなりの苦痛を緩和することができる．オピオイドを使用している場合には，便秘，ガスの貯留などが腹部膨満の原因となっていることが多いが，小児においては下剤に頼りすぎず，躊躇せずに浣腸を行った方がよい場合も多い．浣腸に関しては通常のグリセリン浣腸を 1〜2 mL/kg を目安に使用する．グリセリン浣腸では刺激が強く子どもが嫌がるような場合にはオリーブオイルを用いる方法もある．オリーブオイルもグリセリン浣腸に準じた量を使用するとよい．腹部膨満による苦痛を薬物的に緩和する方法として，フェンタニル貼付剤を使用する場合があり，一定の効果を認める．

フェンタニル貼付剤（デュロテップ® MT パッチ，フェントス® テープ，ワンデュロ® パッチ）
（貼付）例：デュロテップ® MT パッチの場合 10 kg あたり 2.1 mg（経口モルヒネ 30 mg/日相当）を 1/4 枚に切って使用*　3 日ごとに貼り替え

また，経管栄養をしている場合は，腹部膨満があると経管栄養の継続が困難になる．持続点滴や高カロリー輸液へ変更することも躊躇せず行うべきである．

オクトレオチド（サンドスタチン®）
（持続点滴）（持続皮下注）1 回　2 μg/kg　1 日 1〜3 回　1 日 300 μg まで

高カロリー輸液に混合すると効果が落ちる点に注意する．

F. せん妄

せん妄は成人のがん末期によくみられる症状で，最終末期に入ったことを示す最も有効な症状の 1 つであるが，小児の場合には必ずしも最終末期にせん妄の症状が出現するというわけではなく，せん妄が最終末期の徴候とならないこともある．せん妄が出現した場合には成人の診断基準（DSM−5）に準じて診断を行う．

せん妄のコントロールは成人と同様で，日中は部屋を明るくし，夜間は暗くする，カレンダーや時計など現在の状況を把握できるものを置くなどの環境調整をまずは行う．とはいえ，実際にそのようなせん妄のコントロールの必要が生じるのは思春期以降のケースがほとんどで，幼児・学童に関してはせん妄がはっきり出現しないことの方が多い．

せん妄が出現すると家族の不安が増強するので，その点でもせん妄は丁寧にコントロールすべきである．また高カルシウム血症などの電解質異常なども原因になりえるので，せん妄や不眠などが出現した場合には血液検査などを行い，これらを否定しておく必要がある．また，睡眠導入薬や鎮静薬などの薬剤が原因となっている可能性がある場合には，当該薬剤の中止も検討すべきである．せん妄の薬物療法は以下のとおりである．

ハロペリドール（セレネース®）注射液【適外だが審査上認める】
（舌下*）（皮下注）0.05～0.12 mg/kg　眠前

あるいは，

リスペリドン（リスパダール®）内用液【適外だが審査上認める】
（経口）0.01～0.1 mg/kg　眠前

上記だけで効果が不十分な時はミタゾラムを併用するとよい．

ミダゾラム（ドルミカム®）注射液【適外】
（点鼻）（筋注）0.2～0.3 mg/kg　眠前

G. 吃逆（しゃっくり）

ケースによってはがん末期に吃逆を起こすことがある．吃逆は他人からは緩和すべき症状と思われない場合もあるが，本人の不安や苦痛は大きく，コントロールすべき症状と考えるべきである．対応としては以下のような薬物コントロールが主な対応となるが，特に明らかなエビデンスのある薬剤はない．経験的に最も効果のあるのは市販薬のシテイで，小児においても同様である．

ジアゼパム（セルシン®）【適外】
（経口）0.4～0.6 mg/kg/日　分 2 で始めて必要なら適宜増量

クロナゼパム（リボトリール®）【適外】
（経口）0.05 mg/kg/日　分 2　0.1 mg/kg/日まで増量可能

バクロフェン（リオレサール®）【適外】
（経口）0.1～0.3 mg/kg/日　分 1～3 で開始　成人量で 1 日 30 mg まで使用

シテイ（柿のへた）（市販薬）
（経口）0.1 包（1 g）/kg/日　煎じて服用　分 2～3

H. 掻痒感（痒み）

モルヒネの副作用として掻痒感が出現した場合は，非常に厄介である．非常に強い痒みであり，本人の苦痛も強いのでモルヒネの変更すなわちオピオイドのローテーションを必要とする．そのようなケースでは，モルヒネからオキシコドンに変更することで，速やかに痒みが減少する場合も多い．

オピオイドの変更とあわせて抗ヒスタミン薬を使用して痒みによる苦痛の軽減を図ることが多い．通常の抗ヒスタミン薬や抗アレルギー薬は当然使用してよいが，抗ヒスタミン効果の最も強い薬剤の1つとして，クロミプラミンなどの三環系抗うつ薬を用いることもある．三環系抗うつ薬を掻痒感に対して使用すると症状の速やかな改善を認めることがある．しかし原因となるオピオイドを変更しなければ，たとえこれらの薬剤を使用しても掻痒感は改善しない．

アミトリプチリン（トリプタノール®）【適外】
（経口）1 mg/kg/日　分3　1.5 mg/kg/日まで増量可能

クロミプラミン（アナフラニール®）【適外】
（経口）（静注）1～2 mg/kg/日　分3　4.5 mg/kg/日まで増量可能

I. パニック・死の恐怖

若年成人および5歳以上の小児では死の恐怖を感じパニック発作を起こす場合も少なからずある．その場合には，三環系抗うつ薬を第一選択として使用する．ジアゼパムなどのベンゾジアゼピン系，小児でよく使用するヒドロキシジンなどの薬剤は抑制を外すことによって逆にパニックを増悪させることがあるので，注意が必要である．

アミトリプチリン（トリプタノール®）【適外】
（経口）1 mg/kg/日　分3　1.5 mg/kg/日まで増量可能

クロミプラミン（アナフラニール®）【適外】
（経口）（静注）1～2 mg/kg/日　分3　4.5 mg/kg/日まで増量可能

J. 喘鳴

成人と異なり小児では，死前喘鳴が全例に出現するわけではない．しかしながら，もし出現した場合には，スコポラミンの舌下投与（口腔粘膜あるいは鼻粘膜への投与）を行う．死前喘鳴については，家族の気持ちに配慮し，この時期には本人の意識レベルも下がっていてほとんど苦痛を感じていないことを説明する必要がある．

スコポラミン（ハイスコ®）注射液【適外】
（舌下投与）0.005〜0.01 mg/kg/回（0.01〜0.02 mL/kg/日）

また，重症心身障害児・者で喘鳴が見られることがあるが，これは唾液のハンドリングがうまくいっていないことから生じているもので，死前喘鳴とは異なる．一見唾液が過多な状態になっているようにもに見えるが嚥下の問題であり，以下のようにロートエキスなどで対応する．

ロートエキス
（経口）0.5 mg/kg/日　分 2〜3

文献

1) 平原佐斗司：チャレンジ！非がん疾患の緩和ケア．p.8．南山堂，2011．

15 麻薬管理

POINT

- 麻薬施用者免許をもっていなければ麻薬を持ち運ぶことはできない．
- 患者と共に麻薬が運ばれる場合にも，PCAポンプなどの容器に入り設定がロックされている，生理食塩水などで麻薬が溶解されているなど，麻薬単体で取り出しができない状態となっていなければならない．
- 破損・紛失等の事故の際は都道府県に届け出る必要がある．
- そのほか麻薬に関しては，厚生労働省の定めた「病院・診療所における麻薬管理マニュアル」に従い，厳密に管理する必要がある．

院内で麻薬を管理するのは煩雑である．麻薬施用者免許を取得し，破損・紛失等の事故の際は都道府県知事に届け出ねばならず，定期的な薬剤のチェックも厳密に行う必要がある．しかしながら麻薬が24時間使える状態にしておかなければ，患者への丁寧な疼痛管理はできない．24時間対応可能な薬局と連携できればよいが，現状では困難な地域の方が多いであろう．そこで当院では，麻薬管理マニュアルを作成し，注射液のみではあるが院内で麻薬管理を行っている．

A. 麻薬管理者

疾病治療の目的で業務上麻薬を施用するためには，都道府県に届け出て，知事から麻薬施用者の免許を受ける必要がある．さらに2人以上の麻薬施用者のいる診療施設には麻薬管理者を置く必要があり，麻薬施用者同様，都道府県に申請し，知事の免許を受ける必要がある．当院では院長あるいは副院長を麻薬管理者として申請している．麻薬管理者を置く場合，看護師および麻薬施用者免許をもっている常勤医を麻薬管理補助者とすることがある．

B. 管理・保管

院内の薬剤室の壁または床に固定した金庫を麻薬専用金庫と定め，麻薬管理専用に用いる．麻薬専用金庫の鍵は麻薬管理者と麻薬管理補助者が所持する．当院では注射剤のみ院内に保管している．内服剤，坐剤等は院外処方を原則とし，院内では保管しない．

麻薬管理者もしくは管理補助者が平日（土日，祝日を除く）に帳簿残高と在庫現品とを照合し，在庫の確認を行う．麻薬管理簿[1)]は専用の書式のものを用意し，麻薬管理者が記載する．麻薬管理者は，麻薬の払い出しを行った際は管理簿に必ず記載する．使い終わった管理簿は2年間保存の義務がある．

C. 廃棄

持続静注や持続皮下注に使用した麻薬の残液は，他の職員の立ち会いの下，麻薬管理者または麻薬施用者（医師）が廃棄する．廃棄した麻薬も管理簿に必ず記載する．その際は，管理簿の備考の欄に廃棄した量，他剤との混合の有無と方法，日時，廃棄の方法（放流，焼却など），使用した患者の名前，生年月日を記載し，廃棄に立ち会った職員も署名を行う．

麻薬の残液が残っているアンプルが返却された場合も，同様に他の職員の立ち会いの下に廃棄し，麻薬管理簿に記載する．

使用期限が過ぎた麻薬や変質した麻薬を廃棄する場合は，あらかじめ都道府県知事に届け，その指示に従って廃棄する．

D. 麻薬の譲り受け

麻薬の購入は同一都道府県の麻薬卸売業者からに限る．麻薬の譲り受けの際には，麻薬管理者もしくは管理補助者の立ち会いのもと，麻薬譲渡証および麻薬譲受証を交換する．麻薬譲受証をあらかじめ麻薬卸売業者に交付しておいてもよい．麻薬譲受証には，譲受人の氏名（法人では名称，代表者の職名，氏名）麻薬管理者の免許番号，氏名，譲り受けようとする麻薬の品名，数量などの必要事項を記載し，麻薬専用印（麻薬専用で他との併用は認められない）を押印する．

麻薬卸売業者から麻薬を譲り受ける場合は，麻薬卸売業者の立ち会いの下に，①麻薬譲渡証の記載事項および押印などに不備はないか，②麻薬譲渡証の品名，数量，製品番号と現品が相違しないか，③麻薬の容器には証紙による封印がなされているかを確認する．数量の確認は必ずしも開封して行う必要はないが，実際に使用する段階で開封した時には数量を確認し，不足，破損等を発見した場合は，麻薬管理者が麻薬事故届を提出する．

患者家族からは，当院で院内処方した麻薬以外は譲り受けない．他院からPCAポンプなどに詰めて退院時に持参した麻薬注射液は，PCAポンプのまま処方した病院に返す．

E. 事故・破損・紛失

麻薬の破損，紛失には医療事故に準じて対応する．麻薬注射液を破損，流失した場合は，直ちに麻薬管理者に報告し，アクシデントレポートを作成する．麻薬管理者は，速やかに都道府県知事に事故届を提出する．また，麻薬を紛失した場合も，同様に速やかに都道府県知事に事故届を提出する．盗難と思われる場合は警察にも届け出る．麻薬事故届はコピーを保存し，事故届の提出の旨を麻薬管理簿の備考欄にも記載する．

F. 麻薬の持ち運び，施用，交付

麻薬を施用のため在宅患者に交付する際は，薬液を取り出せない構造の容器に入れ，医師が指示した注入速度および追加投与の回数，量を変更できない状態にする．ただし，医師の指示を受けた看護師は，注入速度，追加投与などを変更できる．

麻薬を注射液のまま持ち運びができるのは，麻薬施用者免許を持っている者に限られる．ただし，患者のそばから医師が離れられない場合など，どうしてもやむ得ない緊急時には理事長，夜間・休日は管理当直理事の責任で他の者が持ち運びを行うことを検討する．

麻薬が必要な場合は，麻薬施用者の医師が麻薬注射箋を書き，麻薬管理者のサインまたは印鑑（麻薬専用印）をもらった上で，麻薬の払い出しを受ける．麻薬注射箋は複写とし，1枚はカルテにファイルし，もう1枚は麻薬注射箋ファイルを作成し保存しておく．ただし，夜間，休日は，麻薬管理者に報告の上，麻薬施用者の医師が自身で麻薬を払い出すことができる．その際も麻薬注射箋は必ず記載し，後日麻薬管理者のサインをもらう．麻薬管理者は，麻薬の払い出しを行った際は，麻薬管理簿に必ず記載する．

夜間，休日など麻薬管理者が不在の場合は，麻薬施用者の医師があらかじめ麻薬の仮払いを受け，麻薬専用金庫の鍵を預かり，施用時に金庫から麻薬を取り出し使用する．麻薬施用後は，残余麻薬，空アンプルを麻薬専用金庫に戻し，麻薬管理者が出勤した際に管理者と一緒に残余麻薬と空アンプルを確認後，金庫の鍵を麻薬管理者に返納する．麻薬の仮払いを行う余裕がなく，緊急で麻薬が必要で麻薬管理者が不在の場合は，まず麻薬管理者を呼び出す．麻薬管理者が出動できない場合は，麻薬管理補助者が麻薬管理者あるいは理事長または管理当直理事に連絡を取り，許可を取ったうえで，麻薬の払い出しの業務を代行する．

麻薬施用者は，施用しなかった麻薬や残薬は持ち帰らずに必ず麻薬専用金庫に保管する．麻薬注射液が残ったアンプルは，そのまま麻薬管理者に返却する．

G. カルテの記載

麻薬の処方は毎回記載する．注射液は，%，mL まで記載する．廃棄の際もカルテに記載する．

文献

・厚生労働省医薬食品局：病院・診療所における麻薬管理マニュアル．2011.（http://mhlw.go.jp/bunya/iyakuhin/yakubuturanyou/dl/mayaku_kanri_01.pdf

コラム4　麻薬の院内管理を導入する契機となった患者さん

麻薬を院内で管理するのは非常に煩雑で，導入にはハードルがある．当院でも導入をずっとためらっていたのだが，きっかけになったのは，とある成人のがん末期患者さんであった．急に激烈な痛みが出て，それまでの内服では対応できず，そもそも内服自体が不可能になってしまった．実は肝臓が破裂していたため，注射薬で痛みに対応しようとしてもしきれず，がん専門病院に緊急搬送となった．しかし，そこでも緩和ケア医が不在だったために一晩中のたうって苦しんでいたと家族から報告を受けた．そして，その数日後に患者さんは亡くなられた．あの時，麻薬が手元にあれば痛みを抑えることができたのに，残された時間がわずかであった患者さんが，貴重な数時間をそのような苦痛の中で過ごさないですんだかもしれないのに，と非常に悔やまれる経験となった．麻薬の注射液が24時間使える仕組みがないと患者さんの苦しみに対応できないと思い知り，院内管理を決意したのである．

16 胃瘻の管理

POINT

- 胃瘻は経鼻胃管に比べて管理が容易であり交換時の苦痛も少ないが，造設には手術が必要となるため，保護者の意思決定を支援する必要がある．
- 胃瘻造設の意思決定支援に際しては，胃瘻のメリット，デメリットについて，できるだけ現実的かつ実際的なアドバイスを行う．
- 胃瘻のメリットは，経鼻胃管に比べて誤嚥やチューブの気管への誤挿入などのリスクが少なく安全性が高い，挿入時の苦痛が少ない，ミキサー食なども入れることができる，喉元を管が通ることがなくなるので呼吸状態が安定する，といったことである．
- 胃瘻のデメリットは，造設時に全身麻酔が必要になる，早期に造設すると成長に伴い胃瘻孔の位置がずれ，ダンピング症候群やチューブの引き込みがある，といったことである．
- そのほか最大のトラブルとして，胃瘻孔拡大による胃液の漏れ・皮膚損傷がある．対策の基本はチューブのサイズダウンと皮膚ケアである．
- とはいえ胃瘻は総じてメリットの方が大きく，長期的な視点からも積極的に勧めていくべきものである．
- さまざまな種類の胃瘻が市販されているが，主に使われているものは限られており，それらの使用法と特徴に習熟しておくべきである．

A. 胃瘻造設について保護者に相談されたら

胃瘻造設の適切な時期についてはいまだ明確なガイドラインや基準はなく，それぞれの医療機関ごとに決めているのが現状である．以前は胃瘻造設と同時に逆流防止術を行うことが多かったが，逆流防止術の弊害なども指摘されるようになり，現在では胃瘻造設を単独で行い，逆流防止術は必要に応じて追加するケースが多くなっている．逆流防止術を受けたために吐くことができず苦痛が増し，逆流防止術を解除したり再手術となる例もあり，逆流防止術に関しては慎重な対応が望まれる．

胃瘻造設のタイミングに関連して最も重要なのは，胃のどの部分に胃瘻を作るかである．胃の幽門近くに造設された場合，胃瘻チューブの十二指腸への引き込みやダンピング症候群が生じるリスクがあり注意を要する．新生児期や幼児期に胃瘻を造設すると，胃の成長に伴って胃瘻が幽門付近に位置するようになり，後ほど問題を起こし再造設が必要になる場合がある．再造設は，いったん胃瘻を閉じ，一定期間経鼻胃管で管理した後の再手術となるため，非常に負担が大きくなる上，手術回数が増えることで癒着性イレウスのリスクも増すので極力避けるべきである．したがって，胃瘻造設のタイミングは慎重に検討すべきである．

しかしながらEDチューブなどでの管理が長期にわたると，胃瘻造設時にいきなり胃を使うことができず，時間をかけて胃からの注入に移行せざるを得なくなる．また，緊張の強い重症心身障害児などでは身体の変形が進むと胃の位置が通常と異なってくる場合があり，状況によっては造設にあたって開腹が必要となるため，あまり遅い時期になるのは望ましくない．これらの点および本人の成長あるいは栄養管理の状態などをふまえて，個々のケースで判断すべきである．

また胃瘻造設時は呼吸状態が大きな問題となる．病院では，呼吸状態が不安定な患者に全身麻酔下で手術を行う場合，気管内挿管後の抜管ができず気管切開となる可能性があると説明されることが多い．そのため，たとえ保護者が胃瘻を希望していたとしても，決断ができずに保留となる例も多い．エビデンスはないものの，当院でNPPVで呼吸補助を行い，丁寧に呼吸管理をしている患者では，胃瘻造設をきっかけに気管切開となった例はない．保護者にはこれらの経験を話し，過度に心配しないよう説明している．

B. 胃瘻カテーテルの種類

胃瘻カテーテルは，腹部から抜けないように固定をしている．固定の方法にはバルーンの中に固定水を入れておくバルーンタイプとバンパータイプの2種類があり，それに体外のチューブの長さによりボタン型とチューブ型があって，その組み合わせで合計4種類ある．医療的ケア児・者の在宅ではボタン/バルーンタイプを使用することが多い（**表16-1**）．

現在，多くの医療機関で使用されているのは，ほとんどがMIC-KEYかGBファイコンシリーズのスモールのタイプである．現在はどちらにもガイドワイヤーが付属しているため，挿入時にガイドワイヤーが使用できるという点ではほぼ差はない．しかしながら，MIC-KEYにおいてはバルーンの固定水が徐々に抜ける傾向があるのに対して，GBファイコンではそういった傾向は見られない．一方チューブの内径はGBファイコンの方が細いので，注入のしやすさではMIC-KEYの方が有利である．これらをふまえて，患者の好みや医療者の使い勝手などで使い分けをする．

C. 胃瘻交換 動画 20

初回の胃瘻交換は病院で行うのが原則だが，バルーンタイプの場合，それ以降は在宅で行うことが多い．交換の頻度については，製品によって1〜3か月に1回と推奨に差があるものの，2か月に1回の交換を原則としている医療機関が多い．医療費の面から言うと2〜3か月に1回とした方が医療機関の負担は少なくなるが，胃瘻チューブの耐用期間には注入している栄養剤の種類や日常生活，本人の動き方などが関係しており，患者によって全く異なるため，当院では患者に合わせて月1〜2回交換している．

胃瘻交換時の最大の合併症は腹腔内へのカテーテルの迷入である．誤挿入を防ぐためにも，ガイドワイヤーが付属している胃瘻を積極的に使用する．また，正しく胃内に留置されていることを確認するため，交換前にお茶など色のついた液体を注入しておき，交換後に逆流を確認することもある．ガイドワイヤーを用いた胃瘻交換の手順は以下の通りである．

・固定水，潤滑剤のゼリーを用意する．
・胃瘻チューブに逆流防止弁を開通させるための短いコネクタチューブを接続する．
・新しい胃瘻に潤滑剤のゼリーを塗る．
・古い胃瘻の固定水を抜く．
・古い胃瘻にガイドワイヤーを挿入する．
・ガイドワイヤーを胃瘻孔に残したまま古い胃瘻を抜く．

表 16-1　胃瘻カテーテルの種類

GB ファイコンシリーズ 固定水を入れるバルーンが GB バルーンと呼ばれ，水が抜けにくいとされる．実際ほとんど水が抜けることがない	バルーンボタン	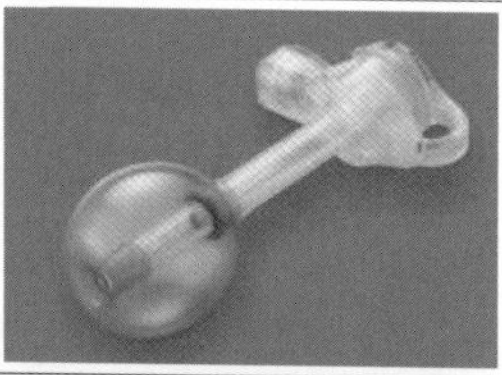 標準タイプ：ガイドワイヤーが標準装備されている．12 Fr からある（胃瘻ボタンの中で最細）
		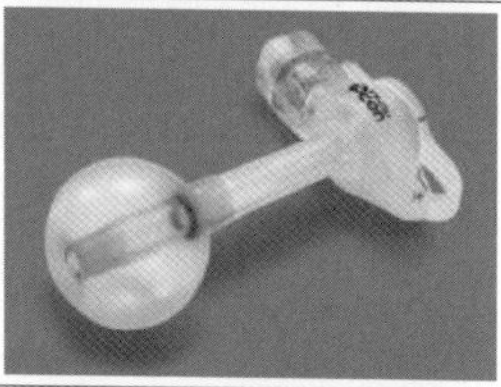 スモールタイプ：体外留置部分が小さい．ガイドワイヤーが標準装備されている．12 Fr からある
	バルーンチューブ	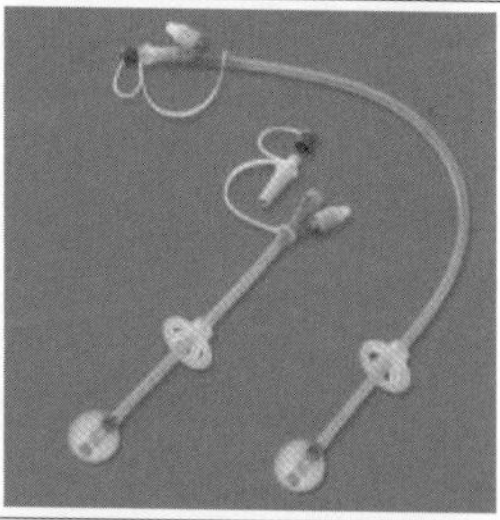 胃瘻造設後，最初に挿入されることが多い
	ジェジュナルボタン	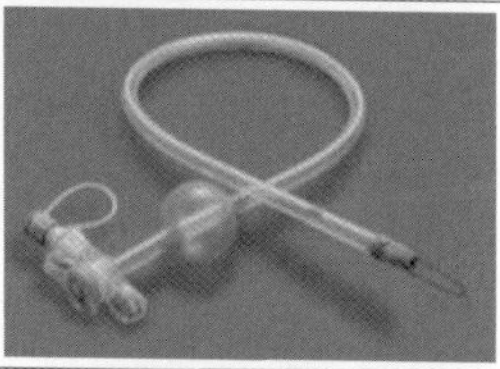 ボタンタイプの胃瘻と腸瘻チューブが一体化したもの．胃瘻孔から挿入するので外観は胃瘻とほとんど変わらない．14 Fr からある
	ジェジュナルチューブ	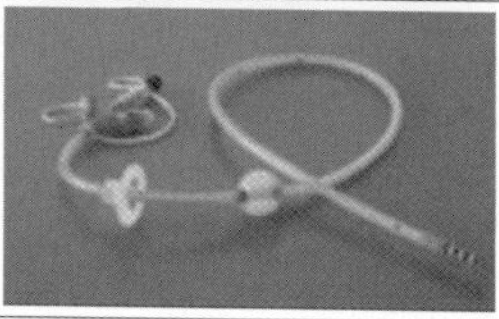 チューブタイプの胃瘻と腸瘻チューブが一体化したもの．胃瘻孔から挿入するので外観は胃瘻とほとんど変わらない．14 Fr からある

表 16-1　つづき

MIC シリーズ	MIC-KEY バルーンボタン	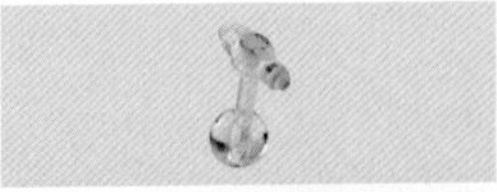	ボタンタイプ：日本ではガイドワイヤーが付属している．12Fr からある．
	MIC G チューブ	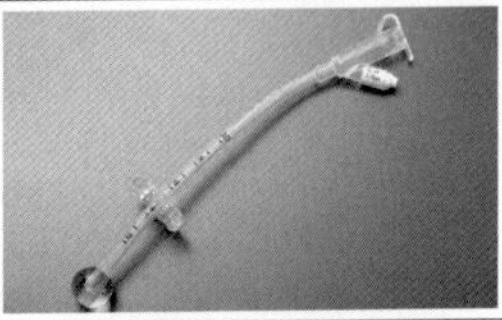	胃瘻造設後，最初に挿入されることが多い．
	MIC-KEY GJ チューブ	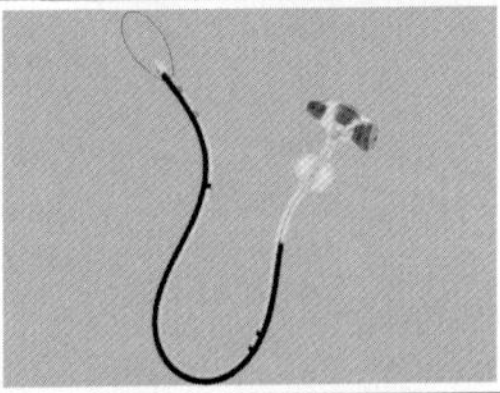	ボタンタイプの胃瘻と腸瘻チューブが一体化したもの．胃瘻孔から挿入するので外観は胃瘻とほとんど変わらない．14Fr からある．
	MIC GJ チューブ	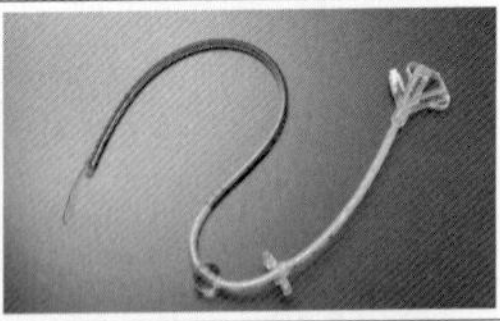	チューブタイプの胃瘻と腸瘻チューブが一体化したもの．胃瘻孔から挿入するので外観は胃瘻とほとんど変わらない．14Fr からある．
	MIC J チューブ	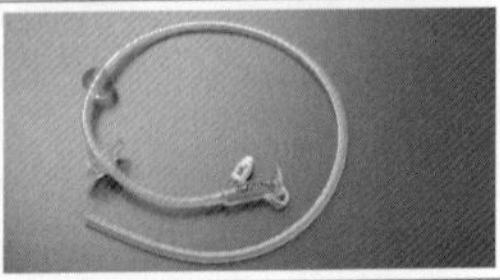	チューブタイプの腸瘻チューブ．胃瘻孔から挿入するので外観は胃瘻とほとんど変わらない．12Fr からある．
CLINY バルーンボタン		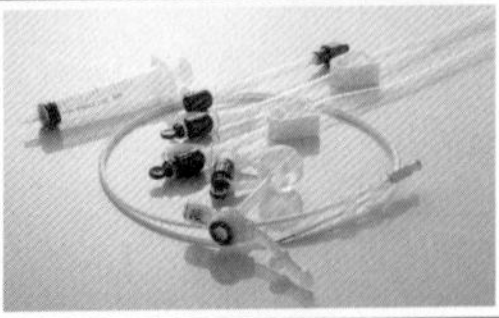	ガイドワイヤーが付属している．14 Fr からある
ジェイフィードペグロック		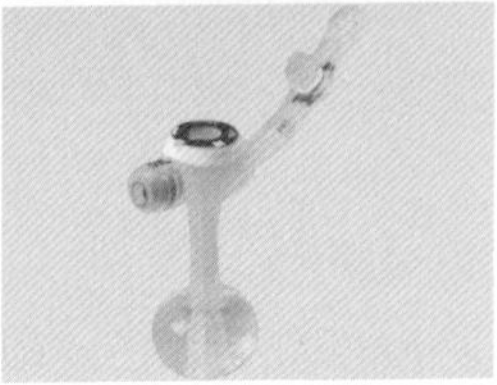	ガイドワイヤーが付属している．14 Fr からある．

・胃内容が溢れないように胃瘻孔をティッシュなどで押さえながら，新しい胃瘻チューブをガイドワイヤーに通し，ガイドワイヤーに沿って胃内に挿入する．
・ガイドワイヤーを抜き，コネクターチューブをはずす．
・固定水を注入する．

D. 胃瘻関連トラブルとその対処方法

胃瘻関連のトラブルには以下のものがある．

(1) 漏れ

胃瘻孔とチューブの隙間から漏れが生じる場合は，チューブを若干細くすることで胃瘻孔が縮小し，漏れが改善することが多い．チューブを太くすると胃瘻孔がさらに拡大し，逆効果である．胃瘻孔が大きくて胃液が大量に出てくるような場合は，周辺の皮膚が胃液によって損傷し，びらんが生じ，胃瘻孔の縮小が困難な場合がある．その際には，ストーマパウダーを胃瘻孔周辺に塗布し胃液が皮膚に触れないよう保護した上で，出てきた胃液を吸収するためアクアセル® フォームで全体を保護する．さらに胃瘻ボタンが動かないようにティッシュペーパーなどで作ったこよりで固定すると，重度の漏れがある場合でも胃瘻孔が縮小していくことが多い．

(2) 皮膚トラブル

皮膚トラブルには肉芽と胃液の漏れによるびらん，あるいは，後述する胃瘻の引き込みや圧迫による皮膚損傷がある．肉芽に対しては，ベタメタゾン・ゲンタマイシン（リンデロン® VG）軟膏を十分に塗布してティッシュペーパーのこよりを巻くなどする．びらんに関しては，リンデロン® VG 軟膏とジメチルイソプロピルアズレン（アズノール®）軟膏の混合軟膏を塗布し，未滅菌のメロリン® ガーゼに切り込みを入れ，胃瘻チューブを挟むようにして固定する．亜鉛華軟膏を使う場合もある．

(3) 腸蠕動による引き込みのトラブル

胃瘻の造設場所が幽門付近の場合，消化管の蠕動運動によって，胃瘻チューブが十二指腸側に引き込まれ，バルーンで幽門が塞がってしまうことがあり，これを球部嵌頓症候群 ball valve syndrome という．さらに引き込まれた胃瘻が皮膚を強く圧迫し，皮膚損傷をきたす場合もある．普段は，チューブに余裕があるにもかかわらず，注入後などに，胃瘻ボタンが強く引き込まれ，体外のボタン部が皮膚に強く圧迫されるようなことがある場合は，引き込みを疑う．その場合は，胃瘻チューブを短いサイズに変更する．

(4) 計画外抜去

胃瘻の計画外抜去は，気管カニューレ抜去のようにすぐに命に関わることではないため緊急対応は不要だが，早い場合は抜去から2～3時間で胃瘻孔が縮小する場合もあるため，従来入っていたサイズの胃瘻チューブが入らなくなることがある．その場合は，一度10～12 Frの尿道カテーテルを挿入して，数日後に再度従来のサイズの胃瘻を挿入するとうまくいくことがある．

動ける患者の場合には，本人が抵抗し腹壁に力を入れることで胃瘻孔が締まり，新しいものが挿入困難になる．その場合，チューブにガイドワイヤーを通してコシを持たせる，細い吸引チューブなどを数本挿入し，胃瘻孔を確保して後日再挿入する．あるいは，ダイアップ®坐剤などで緊張を緩めてから処置を行う，などでうまくいく場合もある．

E. 胃瘻からの離脱

多くはないが，胃瘻栄養を行っていた患者が十分経口摂取できるようになり，胃瘻が不要になる場合がある．その場合は胃瘻を抜去するが，腹壁に空いた孔がなかなか閉鎖せず，胃液が漏れ続け皮膚損傷による苦痛が続き，外科的な閉鎖術が必要になる場合も多い．胃瘻を抜去する際には外科的閉鎖術も念頭において判断すべきである．

17 中心静脈（CV）カテーテルの管理

POINT

- CV カテーテルを留置している短腸症候群患者は，カテーテル感染のリスクが非常に高いため，その管理の困難さを十分認識することが重要である．
- 病院での退院に向けての手技指導では，素手で CV カテーテル操作するよう指導されることもあるが，手袋が必須である．
- ライン交換時の消毒なども，丁寧かつ慎重に行うことで，はじめて短腸症候群患者の CV カテーテル感染を減らすことができる．
- 日常管理に加えてエタノールロックを併用することで，さらに感染頻度を減らすことができるが，全ての短腸症候群患者にエタノールロックを行うべきかどうかについては，今後の検討が必要である．

A. CV カテーテルの目的と種類

近年，中心静脈 central venous（CV）カテーテルが留置され，その管理を行っている医療的ケア児・者が増えつつある．医療的ケア児・者の在宅医療においてCV カテーテルは，短腸症候群などで非経腸栄養が必要な場合に静脈栄養 total parenteral nutrition（TPN）の高カロリー輸液を入れる手段として重要である．また，がん末期などで経口摂取が十分できない場合でも，常に使える血管ラインがCV カテーテルによって確保されていると，安定的に鎮痛薬やステロイドなどの薬剤を投与でき，苦痛を伴う静脈穿刺を避けることができる．

CV カテーテルは管理的には大きく分けて，皮下に埋め込むタイプの CV ポートと呼ばれるものと，カテーテルが体外に出ていて，ラインとして接続する CV カテーテルがある．さらに後者にはブロビアック®，ヒックマン® のように主に前胸部や大腿などから留置するカテーテルと，主に上肢などの末梢静脈から中心静脈へ刺入するグローション® カテーテルのような peripherally inserted central catheter（PICC）カテーテルに分けられる（**図 17-1**）.

在宅で高カロリー輸液を行うために医療保険で使用できる輸液ポンプにはカフティー® ポンプとキャリカ® ポンプがある．当院ではカフティ® ポンプを使う場合が多い．動画 6

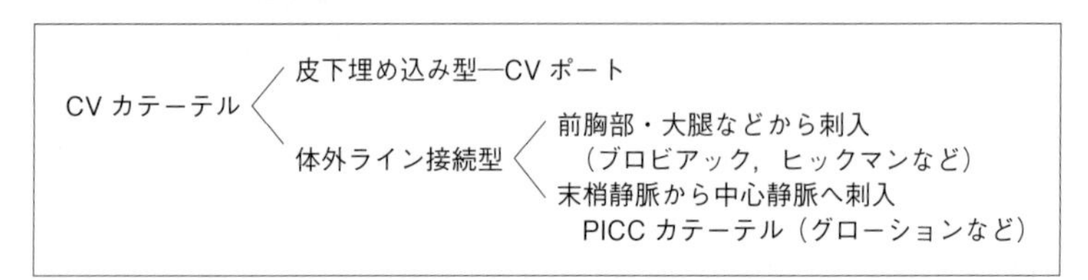

図 17-1　CV カテーテルの種類

B. CV カテーテル管理が必要な児・者の退院

CV ポートや CV カテーテルは，短腸症候群などで消化管に栄養障害がある場合には病院で留置されてから在宅移行してくる場合が大半であるが，がん末期や先天性の難病，脳性麻痺などで経腸栄養ができず，TPN が必要となった時などに，在宅医療チームで適応を考え，保護者と話し合い，病院に紹介して留置する場合もある．その際には QOL を落とさないために CV ポート留置を依頼する場合がほとんどである．CV ポートであれば，外出や入浴などの制限がより少なく，輸液を行わない場合は自由に行動でき，感染リスクもより少なくなるからである．

CV カテーテルを留置している短腸症候群患者は，カテーテル感染のリスクが非常に高く，その管理は病院での指導以上に厳密に行う必要がある．このため，退院時には，在宅での管理方法を病院にも提示し，今後の管理について具体的に話し合い，調整しておく必要がある（2 章参照）.

C. CV カテーテルの日常管理

日常管理としては，CV ポートの場合は針の刺し替え，体外に出ているカテーテルの場合はライン交換，皮膚トラブルの予防が重要である．

(1) CV ポートの針の刺し替え，CV ライン交換

CV ポートと CV カテーテルの管理は共通の手技が多いが，CV ポートの場合，ポートに針を刺して固定するので，針の交換を週 1～2 回定期的に実施する．針刺入時の痛みがある場合や，感染に非常に注意を要する場合には，針の交換の間隔を 1～2 か月まであける場合もある．針を CV ポートに刺した後の手技は，通常の CV カテーテルの手技と同様となる．CV ポート針・CV カテーテルの先端にはシュアプラグ®AD を付け閉鎖回路とする．シュアプラグ®AD より遠位の操作は必ず手袋をつけて行う．

除菌フィルターの効果に関するメーカー推奨は72時間であるため，シュアプラグより遠位のライン交換は週 2 回は行う．

a. 用意する物品

・開始する点滴ボトル
・カフティー® ポンプ用輸液セット
・延長チューブ
・CV ポート針（原則としてグリッパー™プラス Y サイトなし）
・シュアプラグ®AD（週 1 回交換）
・5 mL または 10 mL のヘパリン生食(ヘパフラッシュ® 100 単位または 10 単位)
・生食 20 mL（グローション® カテーテル用）
・アルコール綿（多数）
・手袋
・ペアン（アルコール綿でよく拭いておく，シュアプラグ®AD がはずれないときに使用）
・ポビドンヨード（イソジン®）またはクロルヘキシジンエタノール綿棒（2～3 本）
・フィルムドレッシング材（デガダーム™，カテリープラス™，IV3000™，エアウォール®IVなどを 1～2 枚）
・ライン固定用テープ

b. 手順

①CV ラインの用意

・本人の体に留めてあるラインのテープをはずし，接続部のシュアプラグ®AD に巻いてあるガーゼもはずす．
・石鹸で手を洗う，あるいは速乾性消毒液で手指消毒をする．

・トレイをアルコール綿で拭く.
・手袋をはめて，手袋をアルコール綿でよく拭く（特に手指の部分）．もしくは速乾性消毒液で素手と同様に手指消毒を行う.
・袋を開け，ラインをトレイに出す.
・輸液セットに延長チューブをつなぐ.
・クレンメを閉めておく.
・輸液セットを点滴ボトルに刺し，気泡に注意してラインを輸液で丁寧に充填する.
・フィルターとフィルター近くの側管のY字部分に空気がたまるので，必ず一度Y字管とフィルターを上下逆にして空気を抜く.
・シュアプラグ®ADを袋から出して，ヘパリン生食（グローション®カテーテルの場合は20 mL生食）で充填し，清潔な状態でトレイに置いておく.
・CVポート針にシュアプラグ®ADを付け，ポート針のラインをヘパリン生食で満たす. 動画3
・トレイごとベッドサイドに運び，輸液ボトルをかける.

②CVポート針を抜く
・輸液を止め，クレンメもしっかり閉めた後，ポンプをはずす.
・ヘパリン生食でポートをフラッシュする.
・素手で固定用のテープをはがす.
・フィルムドレッシング材をはがす.
（テープ類はアルコール綿やリムーバーを使うとスムーズにはがせるが，かぶれる人は使わなくてもよい）
・手袋をしてアルコール綿で手指を拭く.
・針刺し事故に注意し，古いポート針を抜く.
抜いた後はイソジン®で消毒してもよい.
・抜いた後は絆創膏などを貼っておく.

③CVポート針を刺してラインをつなげる. 動画4
・手を石鹸で洗う.
・CV刺入部を出す.
・消毒の前に，CVポートの中心部，ラインの走行を確認する.
・イソジン®綿棒で刺入部を広く中心から円を描くように消毒する.
（イソジン®綿棒は薬液をある程度絞ってから使う）

・2本目のイソジン®綿棒で，前回よりも少し小さな円を描きながら刺入部の消毒を行う．
・同じ綿棒で刺入時のCVポートを固定する手にはめている手袋も消毒する．
・イソジン®が乾くのを待って，針を刺す．
・アルコール消毒の場合は，アルコール綿を3枚使用し，1枚につき10回刺入部を拭く（計30回）．
・アルコール消毒でもイソジン®同様，中心から周辺に向かって拭いていく．
・CVポート針を刺す．刺す場所は，可能なら前回の刺入部から少しずらす．
・逆流するポートでは，わずかに逆流を確認する．
・その後，ヘパリン生食を通す．ラインには血液を残さないようにする．
・フィルムドレッシング材で針を含めた刺入部をしっかり固定する．
・フィルムドレッシング材からラインが出る端の部分をテープでしっかり固定する．
・シュアプラグ®ADを差し込む部位を側面までしっかりとアルコール綿3枚で30回消毒し，CVラインと接続する．
・滴下を確認して，輸液ポンプをセットして開始する．

上記はイソジン®での皮膚消毒を念頭において記載した．イソジン®の皮膚消毒は滅菌には有効であるが，皮膚がかゆくなるというデメリットもある．そのため，イソジン®ではなく，クロルヘキシジンエタノール，あるいはアルコール綿で皮膚消毒することも多い．また，固定用のテープには消毒液を含有したテガダーム™ CHGを使用すると包交の頻度を週1回に減らすことができ，皮膚のトラブルも減少する．しかし，若干コストがかかるので，皮膚トラブルの多い患者に対してのみ実施する．

(2) 皮膚トラブルへの対応

CVカテーテルやCVポートはフィルム材で皮膚をある程度広範囲に固定する必要があるため，皮膚トラブルは多い．特に汗を大量にかく夏場などは，刺入部の掻破行為なども生じ，皮膚トラブルは増加する．皮膚トラブルが悪化するとカテーテル感染の原因ともなるので注意を要する．

フィルムの粘着剤による皮膚の荒れやびらんなどには，抗菌薬入りのステロイド軟膏を用いるのが一般的である．フィルム材が皮膚トラブルの大きな要因と考えられる場合には，フィルム材の使用を断念し，ガーゼとテープなどで保護する．皮膚が荒れている場合は湯船につかっての入浴は困難であるが，刺入部を流水で洗い流しても感染を起こすことはないため，夏場など発汗の多い場合は，刺入部を流水で洗い流し，通気性に富むガーゼで固定するなどの処置で改善が見られる場合が多い．

(3) ライン維持のためのヘパリン生食フラッシュ 動画 3, 4

中心静脈栄養などで恒常的に使用しているわけではないが，いざという時のためのラインの確保という意味あいでCVポート等を保持している患者もいる．このような場合にはライン維持のために定期的にヘパリン生食でフラッシュを行っている．明確なエビデンスはないが，当院では月に2回程度の頻度でフラッシュを行っており，閉塞などのトラブルは生じていない．

(4) CVカテーテル穿刺部の包交 動画 7

CVカテーテル穿刺部の包交は，皮膚トラブルやライン閉塞の有無にかかわるので重要である．看護師が実施することが多いが，その手順は医師も知っておくとよい．

D. CVカテーテル感染

CVカテーテル管理を行っている患者には以下の2群がある．

・CVカテーテルで中心静脈栄養（IVH）を継続的に行っている患者
・いざという時のためにラインを確保している患者

前者は全てカテーテル感染のリスクが高いといえるが，短腸症候群で腸内細菌叢が確立していない患者は，悪性腫瘍などで様々な薬剤投与を行うためにCVカテーテルが入っていて，消化管に大きな異常がない患者に比べ，さらにCVカテーテル感染のリスクが高い．

CVカテーテル感染を起こした場合は原則として病院での治療となるが，ここでは①中心静脈栄養を継続的に行っている患者およびラインを確保していてCVカテーテル感染の既往のある患者と，②いざという時のためにラインを確保していてCVカテーテル感染の既往がない患者に分けて，CVカテーテル感染が疑われる場合の対応を記載する．

(1) 中心静脈栄養を継続的に行っている患者およびラインを確保していてCVカテーテル感染の既往のある患者

・自宅に血液培養セットを置いておく．訪問診療の際には毎回，患者宅に培養セットがあるかとその使用期限を確認する．

・発熱時（38.5℃以上）には，血液検査（一般生化学，血算，CRP，PCT など）を行い，現在の流行状況も考慮しつつ，インフルエンザ，アデノ，RS，その他感染性の強い感染症を鑑別する．
・体調悪化時は病院で治療を受けることに方針が決まっている患者は，病院に紹介受診とする．
・自宅で治療，あるいは，CV 感染が確定するまで初期治療を自宅で行う患者は，先述した検査と同時に，原則として血液培養を採取する．血液採取はCV カテーテルから行う 動画 5．血液培養を行うかどうかの判断は最終的には診療した医師によるが，行わない場合は明確な理由をカルテに記載する．なお，血液培養は採取後，室温保存する．
・初期治療としての抗菌薬を開始する．抗菌薬は，第 1 選択はセフトリアキソン（ロセフィン®）にする．セフトリアキソンにアレルギーのある人，あるいはこれまでの CV カテーテル感染でセフトリアキソン耐性菌が原因であろうと予測される場合は，第 2 選択としてタゾバクタム・ピペラシリン（ゾシン®）もしくは，メロペネム（メロペン®）にする．メロペネム投与は，バルプロ酸（デパケン®，ハイセレニン®）を内服している人（血中濃度を下げてけいれんを誘発する），カルバペネムにアレルギー歴のある人は避ける．使用量は以下の通り．

第 1 選択

セフトリアキソン（ロセフィン®）
（点滴静注）100 mg/kg　分 1

第 2 選択

タゾバクタム・ピペラシリン（ゾシン®）
（点滴静注）成人　1 回 4.5 g　1 日 2～3 回
　　　　　　小児　1 回 112.5 mg/kg　1 日 2～3 回
生食 50 mL に溶解し，全開で 10 分程度以上かけて点滴．乳児は静脈注射も可能．

または

メロペネム（メロペン®）

（点滴静注）	成人	0.5～1 g/日　最大 3 g/日
		生食 50 mL で溶解して 30 分以上かけて点滴
		1 日 2～3 回に分けて
	小児	30～60 mg/kg/日　最大 120 mg/kg/日
		生食 50 mL で溶解して 30 分以上かけて点滴
		1 日 2～3 回に分けて

・翌日，データを見てカテーテル感染と確定した場合，原則は病院での入院治療とする．自宅での治療を強く希望される場合は，自宅での CV カテーテル感染治療の限界を詳しく説明して，治療を開始する．

・感染症の治療の一環として，エタノールロック（次項参照）を併用する．エタノールロックは 1 回 4 時間（患者の事情によっては 2 時間でも可）を原則として 5 日間実施．

・診断確定後の抗菌薬は，タゾバクタム・ピペラシリンあるいはメロペネムとテイコプラニン（タゴシット®）の 2 剤併用療法とする．タゾバクタム・ピペラシリンあるいはメロペネムは 1 日 2 回の投与．テイコプラニンは最初の 3 回が 12 時間ごとで，その後 24 時間ごとの投与とする．

テイコプラニン（タゴシット®）

（点滴静注）	成人	1 回 400 mg	2 回目まで 12 時間ごと
			その後 24 時間ごと
	小児	1 回 10 mg/kg	3 回目まで 12 時間ごと
			その後 24 時間ごと

5 日間のエタノールロック終了時に採血・血液培養採取・菌の陰性化を確認し，さらに 14 日間抗菌薬を投与．最後にも採血して終了とする．

(2) いざという時のためにラインを確保していて CV カテーテル感染の既往がない患者

このような患者では発熱がみられても CV カテーテル感染の可能性は低いため，通常の発熱時の対応を行う．必要に応じて血液培養も実施するが，例外的な状況を除き，夜間当直帯に血液培養を実施する必要はない．

E. エタノールロック

CV カテーテル管理にあたっての最大の合併症がカテーテル感染である．カテーテル感染を予防・治療する方法として抗菌薬を追加することが考えられたが，特に予防において抗菌薬を用いたロックは耐性菌の面からも問題があるとされている．その後エタノールを用い CV カテーテルを一定時間ロックすることで，耐性菌の問題が生じず，高い効果（感染発生率の 80%減少，治療奏功率 75〜94%）が得られることが知られるようになった．この方法はエタノールロックと呼ばれている．またエタノールロックはカテーテル感染症の治療においても有用との報告がなされている．

(1) 70%エタノール（ヘパリン添加）の作製

無水エタノール（5 mL/管）　3.5 mL
蒸留水（注射用）注　　1 mL
ヘパリンナトリウム（5,000 U/5 mL）　0.5 mL*

(2) 70%エタノールの分割保存

作製した上記 70%エタノールを 2.5 mL のシリンジを用い，1 mL ずつ 5 本に分割する．実際にはそのうちの 0.5 mL 程度でカテーテルをロックする．保存は常温で可能との報告があるが，冷蔵庫で保存する．移動中の保管に関しては常温で可とする．

(3) 感染治療としてのエタノールロック法

エタノールロックは原則として医師または看護師が施行する．

①感染症治療のための静注抗菌薬を全身投与する（抗菌薬の選択に関しては前項参照）．
②ヘパリン生食 10 mL で CV カテーテルをフラッシュする．
③70%エタノール（ヘパリン添加）で CV カテーテルまたは CV ポートを 2〜4 時間ロックする（4 時間が望ましい）．

70%エタノール（ヘパリン添加）の使用量に関しては，**表 17-1** に示すカテーテルの容積にシュアプラグ®ADの容積として約 0.2 mL を加えて決定する．例えば，ブロビアックの 4.2 Fr カテーテルならカテーテルの容積 0.3 mL＋シュアプラグ®AD 容積 0.2 mL＝0.5 mL でロックすればよい．

*エタノールロックの際，結晶が析出することがあるのでヘパリンの添加は不要とされているが，当院では閉塞を経験したので，ヘパリンを添加している

④4 時間後にエタノールを回収し，ヘパリン生食でフラッシュする．エタノールの回収は看護師または家族が行う．回収できない場合は，そのままフラッシュする．

これを計 5 日間継続する．

(4) エタノールロック法による CV カテーテル感染の予防

CV カテーテル管理を厳密に行っても，感染を繰り返す短腸症候群などの患児・者には予防的にエタノールロックを行う．ちなみにこのような感染は bacterial translocation による腸内細菌の移行によると考えられるが，それを否定する文献もある．

エタノールの調整法や 1 回の実施方法は上記の感染症の治療と同様であるが，その頻度は週 1 回から月 1 回に至るまで患者の CV 感染の頻度に合わせて実施する．

エタノールロックは全てのカテーテルで可能なわけではなく，ブロビアック® カテーテル，ヒックマン® カテーテルや CV ポートカテーテルなど長期留置が可能なカテーテルに限る．PI カテーテルや通常の CV カテーテルなどでは不可である．

表 17-1　主なカテーテルのサイズ，体積

ルーメンの数	カテーテルのサイズ	名称	長さ	体積 (mL)	ルーメンのサイズ mm（外径/内径）
1	2.7 Fr	ブロビアック® カテーテル	71 cm	0.15	0.9/0.5
1	4.2 Fr	ブロビアック® カテーテル	71 cm	0.3	1.4/0.7
1	6.6 Fr	ブロビアック® カテーテル	90 cm	0.7	2.2/1.0
1	6.6 Fr	ブロビアック® カテーテル ショートシース	90 cm	0.7	2.2/1.0
1	9.6 Fr	ヒックマン® カテーテル	90 cm	1.8	3.2/1.6
2	7.0 Fr	ヒックマン® カテーテル	65 cm	0.8/0.6	2.3/1.0・0.8
2	9.0 Fr	ヒックマン® カテーテル	65 cm	1.3/0.6	3.0/1.3・0.7
2	9.0 Fr	ヒックマン® カテーテル	90 cm	1.3/0.6	3.0/1.3・0.7
2	12.0 Fr	ヒックマン® カテーテル	90 cm	1.8/1.8	4.0/1.6・1.6

F. CV カテーテルの入れ替え時期

短腸症候群の患者においては，いかに慎重に CV カテーテル管理を行って

も 1 年以上感染を起こさない状態を維持することは極めて困難であるため，一定期間を経たカテーテルはカテーテル感染の治療が困難な場合，病院で入れ替えとなる．したがって，在宅側が入れ替えの時期を指示することはほとんどない．ただし，ライン留置目的でCV ポート・CV カテーテルを留置して在宅移行してきた患者においては，感染を起こさずに数年間管理できる例もあり，そのような場合でCV ポート針の刺入が困難になったり，カテーテルが閉塞した際などに，病院に交換を依頼することがある．

文献

- Onland W et al：Ethanol-lock technique for persistent bacteremia of long-term intravascular devices in pediatric patients. Arch Pediatr Adolesc Med. 2006；160（10）：1049-53.
- Mouw E et al：Use of an ethanol lock to prevent catheter-related infections in children with short bowel syndrome. J Pediatr Surg. 2008；43（6）：1025-9.
- Pomplum M et al：Stability of a heparin-free 50% ethanol lock solution for central venous catheters. J Oncol Pharm Practice. 2007；13：33-37.
- BROVIAC CATHETER & HICKMAN CATHETER PARENT TEACHING HANDBOOK
- Bard Access Systems　https://www.bardaccess.com

18 腹膜透析の管理

POINT

- 腹膜透析の患者は在宅医療において決して多くない.
- ほとんどの患者が管理病院できめ細かな指導を受けているため，在宅医が関わる際には，管理病院の（小児）腎臓内科医の方針を正しく理解し，サポートの役割を担うことで管理がうまくいく場合が多い.
- （小児）腎臓内科医と連携しつつ，可能な範囲で合併症への対応をすることで，通院や入院の負担を減らすことも可能となる.
- ちょっとした変化や疑問に思ったことなどは，管理病院の（小児）腎臓内科医に積極的に質問し，連携していくとよい.

A. 腹膜透析の機器

腹膜透析は透析液の注・排液のタイミングや回数などによっていくつかの治療様式に分けられるが，若年者には夜間に機械を用いて行う自動腹膜透析

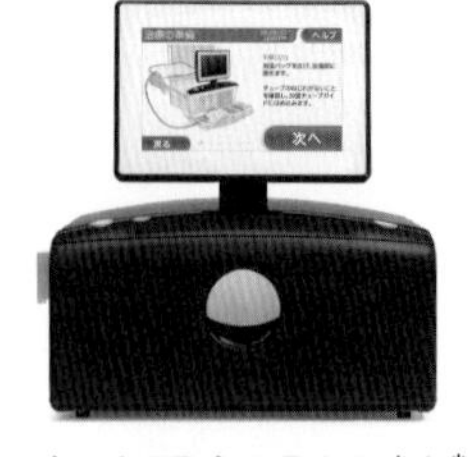

ホーム PD システムかぐや*
（バクスター）*2

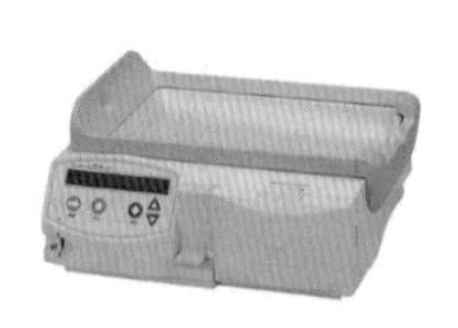

ホーム APD システムゆめプラス
（バクスター）*2

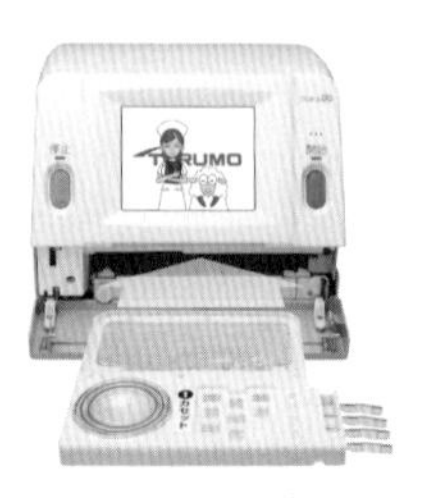

マイホームぴこ
（テルモ）

図 18-1　代表的な自動腹膜透析装置

＊体重 20 kg 未満のものには禁忌である.
＊2 画像提供：バクスター株式会社

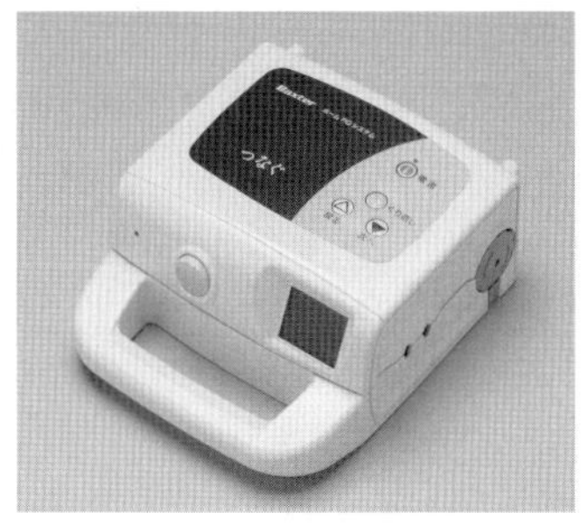

つなぐ（バクスター）*

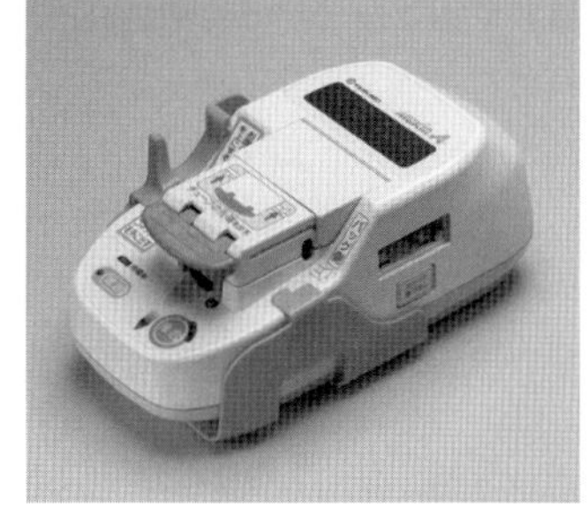

むきんエース（テルモ）

図 18-2　代表的なチューブ接続装置

＊画像提供：バクスター株式会社

が多く採用されており（**図 18-1**），また透析液の入ったバッグを交換する際，チューブを無菌的に接続する装置が併せて導入されている患者も多い（**図 18-2**）．これら装置の操作は基本的に患者家族が行う．また機械自体に遠隔モニター機能が備えられていたり，機器トラブルなどへ対応するコールセンターが設けられていたりする．これらの機器にあまりなじみがない場合，腹膜透析患者を受け入れることになったら，メーカーに依頼して基本的操作などの説明を受けるとよい．また，各メーカーのウェブサイトで会員登録すれば動画を含めた教育資料にもアクセスできる．

このほか在宅医療の導入にあたり，透析液そのほかの消費物品についても在宅側が管理することになった場合，尿量に応じた糖濃度の透析液を選択する必要があり，管理病院の（小児）腎臓内科医の指示に従って在宅医が処方箋を発行することになる．透析機器メーカーに連絡を取り，希望の薬局への出荷依頼をする．これら消費物品は大量で重さもあるため，薬局には患者宅への配送も依頼する．

B. 腹膜透析に関連する用語

（小児）腎臓内科医との連携のためには何よりもまず，診療情報提供書の内容を正しく理解することが必要である．そのために理解しておくべき基本的事項を以下に解説する．

(1) 腹膜平衡試験 peritoneal equilibration test (PET)

腹膜の透析機能を評価する試験である．High（H），High Average（HA），Low Average（LA），Low（L）の4つのカテゴリーに分類され，High は溶質除去に優れるが除水の確保は困難な状態で，Low は溶質除去の機能は低いが除水は良好な状態である．(小児) 腎臓内科医は導入時および半年～1年ごとに定期的にこれを評価し，以下のような透析方法からそれぞれのカテゴリーに適したものを処方している．

(2) 透析方法

①持続携帯式腹膜透析 continuous ambulatory peritoneal dialysis（CAPD）

1日数回，用手的に透析液を交換することで，1日を通して透析を行う方法である．学校や通園先でも透析液の交換が必要になることが多く生活上の制約は大きい．

②自動腹膜透析 automated peritoneal dialysis（APD）

サイクラーと呼ばれる装置を用いて，自動的に透析液の注液と排液を行う方法である（**図18-1, 2**）．透析液の注・排液は主に夜間に行い，日中は大きな制約なく過ごすことができるため，現在小児において多く用いられている．注排液の回数や時間によって以下のように分けられる．

・nightly peritoneal dialysis（NPD）

夜間のみ APD 装置を用いて透析を行う方法で，昼間は腹腔内に透析液が入っていない状態となる．

・continuous cyclic peritoneal dialysis（CCPD）

NPD と同様に夜間 APD 装置を用いて透析を行った後，朝に腹腔内に透析液を注液して終了する方法．透析液をそのまま夜まで腹腔内に貯留しておくので，その間にリンなどを除去することができる．

・tidal peritoneal dialysis（TPD）

大量の透析液を用いて短いサイクルで注入と排出を繰り返す APD．費用がかかることもあり，特殊な場合にのみ適用される．

(3) 基準体重 dry weight（DW）

透析患者が水分管理を行う時の目標となる体重をいう．(小児) 腎臓内科医が心血管系の合併症を予防する目的で，患者の血圧によって設定，適宜変更するので，それに従って体重管理をする．

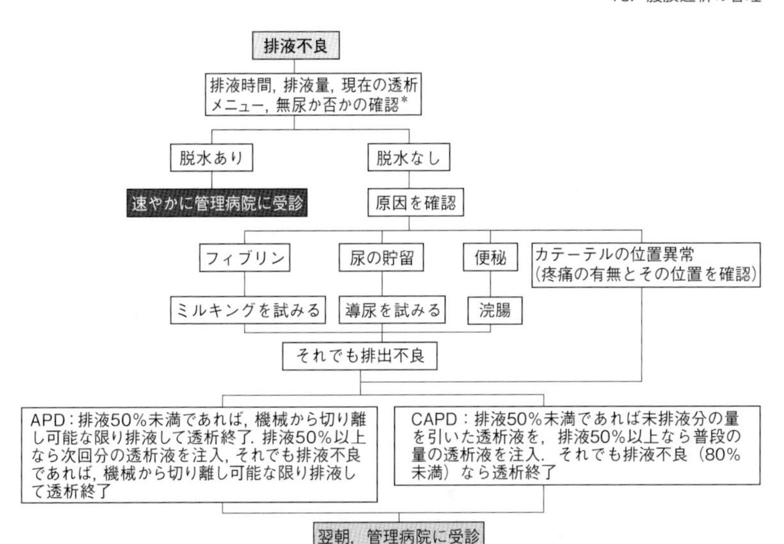

*尿量が保たれていれば溶質除去のみの問題となるのでやや時間に余裕があるが，無尿の場合はより早期の対応が必要となる．

図 18-3　排液不良の場合の対応

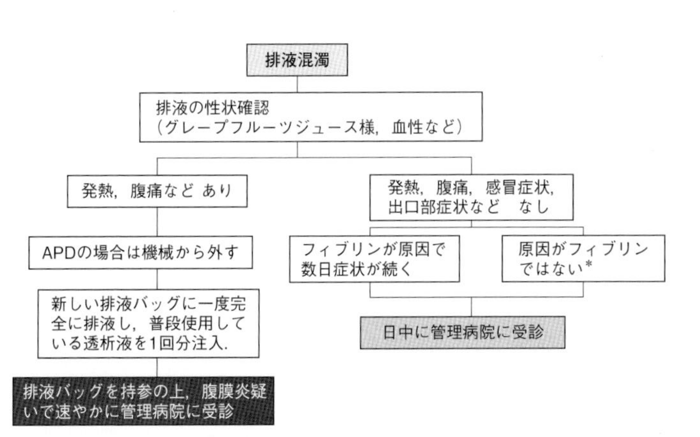

*抗酸球性腹膜炎の可能性が高いが，細菌性腹膜炎を否定する必要がある．

図 18-4　排液混濁の場合の対応

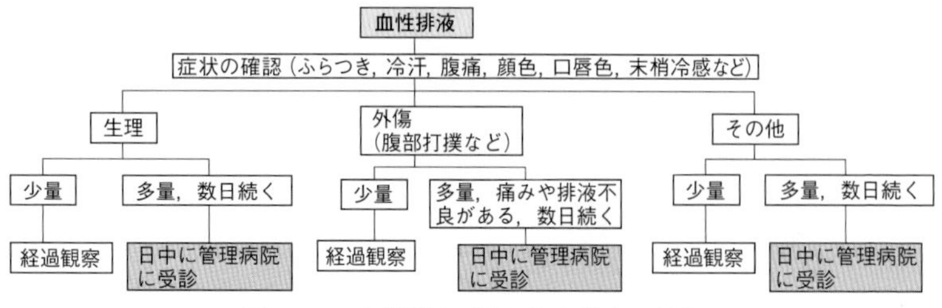

図 18-5　血性排液が見られた場合の対応

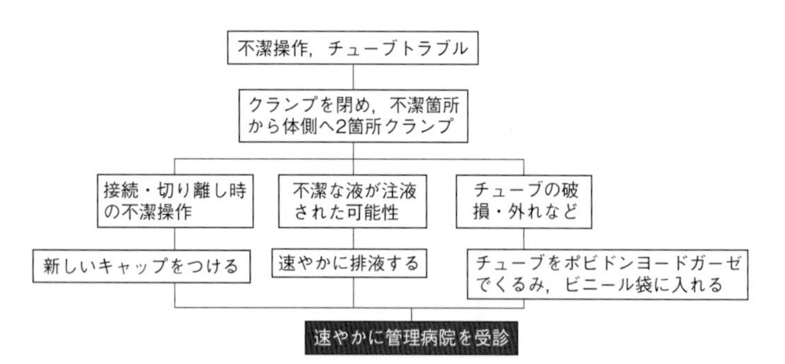

図 18-6　不潔操作やチューブトラブルがあった場合の対応

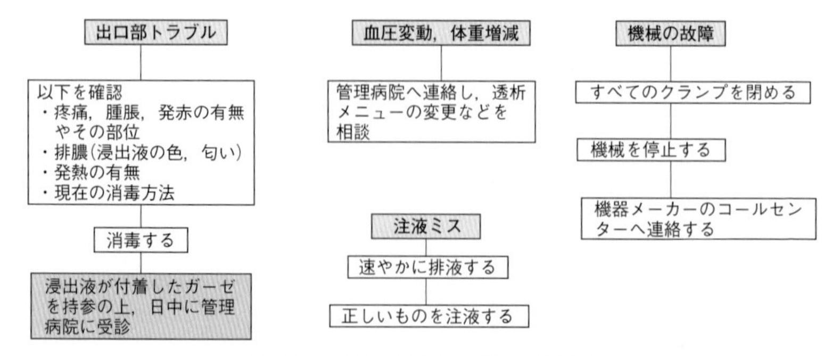

図 18-7　その他のトラブルへの対応

C. 在宅管理の実際

日々の透析自体は患者家族が行うが，在宅医は以下のような問題が生じた際には迅速かつ適切な評価を行い，必要に応じて管理病院へ連絡する（**図18-3〜7**）．もしも抗菌薬やヘパリンの投与などを在宅医療チームが担うことができれば，管理病院受診のみで入院せずに済む場合も多く，患者家族にとっては大きなメリットをもたらす．

文献

・松本真輔：8-6．透析（在宅自己腹膜灌流法）．実践!! 小児在宅医療ナビ．前田浩利編 p.223-233，南山堂，2013.

19 その他の手技やデバイスの管理

POINT

- 医療者にとって，在宅で行う採血や末梢血管確保などの医療手技は病院で行う場合より難しい．病院の処置室のように医療処置を行うことが前提の空間と異なり，患者宅では，固定，立ち位置，照明など不利なことが多いためである．
- しかし，患者にとって病院の処置室は，快適な空間とは言い難いだろう．特に子どもの場合，家族と引き離され，複数の医療者に抑えられる処置室より，家族に抱かれて処置を受けられる自宅の方が，受けるストレスや精神的な負担は格段に少ないと思われる．
- このような点から考えると，自宅での医療処置は医療者にとっては困難でも，患者にとってはその意義が大きい．

A. 採血 動画 2, 5

- 小児に対する採血や血管確保は必ず医師が行う．
- 患者宅の布団を汚さないよう，必ずタオルや処置用のドレープを腕の下に敷く．
- できるだけ手袋をする．血管が見えず血管を触診しながら行う場合はその限りではない．
- 終了後は手洗い，あるいは手の消毒をする．
- 直針または留置針からの血液の滴下による採取の際は手袋をする．
  —直針は 23 G がよい．
  —介助者も手袋をする．
- 針はリキャップしないで針捨てに捨てる．
- 末梢の点滴ルート確保．
- CV ラインから採血することもある．

B. 末梢静脈ラインの確保 動画 1, 2

- 薬剤のアレルギー，副作用歴を確認する．
  ヘパリンアレルギーの患者に対しては，生理食塩水を使用してロックする．
  エタノールアレルギーの患者には，クロルヘキシジン含浸綿を使用して消毒を行う．
- 輸液製剤と輸液セットは予めつないで，ラインの中に輸液を満たし，ライン確保後すぐに接続できるようにしておく．
- まっすぐな血管を探す．乳幼児では血管が見えにくいことが多いので，探す際には携帯用のライトを使用して血管の走行を確認するとよい．
- 血管刺入時，針を刺す肢は浮かないようクッションの上などに置いてしっかり固定する．
- 焦りは禁物，心理状態が大きく影響する．
- 患者が緊張すると血管が閉まるので，できるだけリラックスしてもらう．
- 必要に応じて，塗らして電子レンジで温めたホットタオルなどで手足を十分温める．
- 小児では24Gの留置針を使用する場合が多い．26 Gの留置針（セーフレット® キャス）は逆流が遅いこと，針の外筒が非常に柔らかく腰がないことに注意して行う．
- ライン確保ができないときは，クールダウンの時間をもって再度訪問することも検討する．

C. 点滴 動画 1, 2

ライン確保後の点滴は看護師が行うことも多い．留置針の抜針は看護師あるいは家族に依頼することも多い．

D. 経鼻胃管 動画 19

経鼻胃管の交換は主に介護者や看護師が行うことが多く，医師は通常は行わない．医師が行う場合は挿入困難なケースが多い．

交換頻度に特に決まりはないが1～2週間ごとにしている施設が多い．実際には詰まるまで使用しても問題はない.

(1) 挿入

①胃管のサイズ, 挿入の長さを確認する.
挿入の長さは眉間からみぞおちまで, あるいは鼻から耳＋耳からみぞおちまでの長さが目安.
②医療用潤滑剤（ヌルゼリー® 等以下ゼリー）を十分に胃管に馴染ませる.
③本人の状態を見ながらゆっくり挿入する.
④まずは, 咽頭まで挿入する.
⑤食道に入れる際に本人に声をかけ緊張を取りながら挿入する.
⑥挿入後, 胃泡音を確認することが重要といわれているが, チューブの先端が食道や気管内にあっても胃泡音が聞こえることがあるため, 胃内に挿入できたことの保証にはならない. 逆流も必ず確認する.
⑦逆流を確認し, 患者がむせる, SpO_2 が低下する, 口腔から水があふれて出てくるといったことがなければ, 胃内に入っていると考える.
⑧逆流が確認できなかったら, 少量 3〜10 mL の水を何度か注入してみる.

(2) 挿入できないとき

①本人の緊張が強いと入らない. 少量の水や食品のゼリーなどを与えて嚥下してもらい, 緊張を緩めると入ることもある.
②チューブを挿入する鼻と逆の方向に顔を回すと入ることもある.
③それでも難しい時は, ガイドワイヤーを胃管に通しておくと腰が出て挿入しやすくなる場合がある.
④挿入が困難だったら無理をせず, 輸液をして 1 日様子を見て, 本人の緊張が取れるのを待つ.

E. ED チューブ

• 交換は基本的に病院で行うものであるが, 在宅での管理のために, 固定位置を把握しておく.
• 閉塞予防には 1%重曹水が有効であるため, 必要に応じて重曹（炭酸水素ナトリウム）を処方して, 水で溶いて定期的にフラッシュするよう指導する.

F. 尿道カテーテル

(1) 交換

尿道カテーテルを留置している場合，原則として月に1～2回交換を行う．

①カテーテルのサイズ，種類を確認する．

②必ず手袋を使用するが，滅菌された手袋でなくてもよい．普通の手袋をアルコール消毒して使用してもよい．

③ベンザルコニウム（ヂアミトール®）あるいはポビドンヨード（イソジン®）で尿道口を消毒する．

④ゼリーをカテーテルにたっぷり塗る．

⑤陰茎を引き延ばしてカテーテルを挿入

⑥浅いところでバルーンを膨らませると尿道を損傷するので，できるだけ深く挿入し，バルーンを膨らませる．

⑦必ず，尿の流出を確認する．

(2) トラブル時の対応

- 血性の尿の際は，カテーテルが詰まっていない限りは原則的にカテーテルの交換を行わず様子を見る．
- 尿道損傷の可能性があり，血性の尿でカテーテルが詰まったら，原則として泌尿器科へ受診させる．
- 尿道口のカテーテル脇からの漏れは様子を見てもよいが，カテーテルが閉塞していたら交換する．

(3) 間欠導尿の際のカテーテルの挿入

- 間欠自己導尿の回数は1日1～6回とかなり個人差がある．
- 実施者（介護者）は手袋を使用し，消毒液が含まれていないぬれコットンで陰部を清潔にしてカテーテルにゼリーを馴染ませてから挿入する．
- カテーテルは当院では単回使用を原則としているが，リユースできるものを使用している場合もあるため，患者ごとの対応となる．

G. ストーマ

(1) 概要

- 小児のストーマ（人工肛門）は日常診療の中でそれほど多く経験されるも

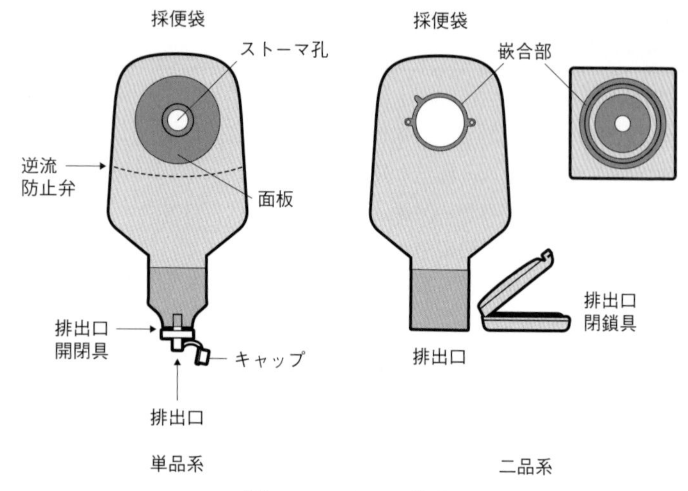

図 19-1　ストーマ装具

のではない.

- 小児でストーマが造設される主な原因疾患は，鎖肛などの直腸肛門奇形，ヒルシュスプルング Hirschsprung 病，新生児壊死性腸炎などである.
- 小児ストーマは成人と異なり，根治術までの一時的代替手段であることも多く，その場合，根治術後は閉鎖される.
- ストーマ装具には単品系と二品系があるが，その操作に大きな違いはない（図 19-1）.
- ストーマ用品は，身体障害者手帳の交付を受けると日常生活用具として行政からの補助を受けて指定業者から支給される．障害者自立支援制度に基づくので，患者は 1 割負担が原則であるが，所得によって負担額は変わってくる．医療保険を用いるものではないため，医師が処方箋等を発行することはない.
- 小児の場合，ストーマからの洗腸が必要な場合もある．その頻度・方法についてはストーマを造設した小児外科医と相談して決め，看護師や介護者が実施する.

(2) トラブル時の対応

- ストーマからの出血が見られた場合，明らかな鮮血が採便袋に溜まるようであれば，小児外科医にコンサルトする．また，ストーマの粘膜が黒ずんだり傷がついている場合も同様である．少量で全身状態がよければ経過観察でよいが，出血が続くようであれば受診を勧める．

- 排液が普段に比べて極端に少ない場合も，一両日経過を見て改善しないようであれば小児外科医への受診を検討する．

文献

・一般社団法人日本医療安全調査機構：医療事故の再発防止に向けた提言第6号　栄養剤投与目的に行われた胃管挿入に係る死亡事故の分析．2018.

20 水分および栄養の管理

POINT

- 経管栄養をしている医療的ケア児・者は，いつも一定量の水分と栄養を投与される生活をしているため，自分自身ではその日の体調によって水分・栄養を調節できない．
- 夏場のみでなく冬にも，感染→分泌物増加→吸引増加によって容易に脱水を起こすといった特有の現象が見られるため，医療的ケア児・者の在宅医療では通常の児・者を診るのとは異なる感覚をもつ必要がある．
- また，低栄養であるにもかかわらず脂質代謝異常をきたし，内臓脂肪が増え高脂血症や脂肪肝になるという，通常ではありえない病態をきたすこともあるため，体重のみに着目して栄養管理を行うことは危険である．
- このような医療的ケア児・者の水分・栄養管理における種々の問題への標準的な対処方法は確立されてないが，日本静脈経腸栄養学会のガイドライン[1)]に，小児の栄養管理（PartⅢ）や小児の病態別栄養管理（PartⅤ）の項があるため，これを参照する．
- ここでは特に経鼻胃管，胃瘻などの経管栄養と，中心静脈栄養をしている医療的ケア児・者の在宅生活における水分・栄養管理について，経験的にわかっていることを述べる．

A. 経腸栄養

(1) 注入回数の調整

最近では，高度医療機関やNICUでも在宅生活に向けて注入回数を調整してくるケースは増えている．しかし，注入回数が本当にその子どもにとって適切かどうかは，在宅生活を始めてみないとわからない．家では母親などの介護者がミルクの調合や栄養剤の準備，注入後の片付けも行うため，例えば

表 20-1 ミルクと栄養剤のカロリー比較

	kcal/mL	切り替えの実際
ミルク	約 0.7 kcal/mL	—
エンシュア・リキッド® ラコール®	1 kcal/mL	約 1.5 倍に薄める
エネーボ®	1.2 kcal/mL	約 1.75〜2 倍に薄める

1 回の注入時間が 1 時間としても，実際にはその前後を合わせると 2 時間程度を要すると考えるべきである．こういった点も考慮し家族の状況をよく見ながら，注入回数を調整していく．

実際に回数を調整するにあたっては，いきなり 6 回から 5 回へ，5 回から 4 回へと減らすのではなく，2 週間〜1 か月ほどかけて徐々に量を移行していく方がよい．

(2) 経管栄養剤導入のタイミング

NICU から退院してくる子どもは，ほとんどミルクないし母乳栄養の状態で帰ってくる．通常は 6 か月〜1 歳を目安に母乳から離乳食に切り替えていくが，NICU から退院したような子どもに関しては，われわれは 2 歳を目安に栄養剤への切り替えを行っている．

ミルクの問題点は，カロリーが低いため，一定のカロリーを摂ろうとすると量が多くなることである．ミルクから栄養剤への切り替えにあたっても，いきなりミルクを同量の栄養剤に切り替えるのではなく，1 mL 当たりのカロリーの違いを考慮し，初めのうちは栄養剤をミルクと同程度，あるいはそれ以下までに白湯で薄めて利用する（**表 20-1**）．1 日 4 回ミルクを注入していたとしたら，まずはそのうちの 1 回を切り替えることから始め，徐々に回数を増やしていく．

栄養剤に切り替えると，ほとんどの子どもで一時的に体調が悪化する．下痢が最も多くみられるが，エネーボ® では便秘がみられることもある．栄養剤の種類を変えたり，一度ミルクに戻すこともあるが，そのまま様子を見ることで子どもの身体がその栄養剤に慣れてくる場合も多いので，事前に介護者に十分説明し，理解を得ておく．

短腸症候群などの場合は，エレンタール®P やツインライン® などの成分栄養剤を使用する場合が多くなる．しかし，エレンタール®P などは脂肪の補充が別途必要となる．EDチューブを使い直接腸に注入している子どもでも，成分栄養剤を用いるより先に通常の半消化態栄養剤の注入が可能か試みる場合が多い．

(3) 特殊ミルクについて

先天性代謝異常症に治療用特殊ミルクが用いられることがあるが，在宅医療機関が特殊ミルクを選定して子どもたちに開始することはほとんどなく，病院で様々な検査を受け，特殊ミルクの適用および必要量が決定されたあと，自宅に帰ってくる．在宅医療ではその継続と若干の調整を行うことになる．

治療用として登録されている特殊ミルク21品目（**表20-2**）および登録外特殊ミルク11品目（**表20-3**）は医師が恩賜財団母子愛育会の特殊ミルク事務局に申請することで入手が可能である[2)]．

特殊ミルク事業は，国の援助を受けつつ乳業会社が慈善事業として行っているため，これら特殊ミルクは高価なものであるが，無償で支給されている．しかし，少子化等で一般の乳児用ミルクの消費量が減る一方，これら特殊ミルクを必要とする子どもの数は増え，さらに成人への利用も拡大しているため，乳業会社の負担は主要メーカー3社で年間2億円以上と非常に大きくなりつつある．今後の安定供給のためにも早急に制度の見直しが必要な状況である．ケトンフォーミュラを登録外の疾患で申請する場合は，補足申請書に小児神経専門医や常勤の管理栄養士の氏名の記載を求められるようになった．申請する医師は，使用期限などに留意し無駄のないよう心がけるべきである．

また特殊ミルクにはこのほか，市販品（**表20-4**）と薬価収載品（**表20-5**）があり，市販品は薬局等の販売店で，薬価収載品は医師が処方箋を発行することによって薬局で，入手可能である．

(4) 成長に伴う摂取カロリーの調整と脂質代謝異常への対応

小児の栄養素の必要量については，ガイドライン[1)]を参考にしてほしいが，寝たきりの場合は，ガイドライン通りの栄養を入れると太り過ぎとなり，カロリーを減らさざるを得ないことも多い．その場合は30 kcal/kgを目安とするとよい．成長に伴う摂取カロリーの調整は，これに従って体重の増加を見ながら行っていく．

難しいのは，30 kcal/kg以下の量で生活していても体重が増えすぎ，体型的に肥満になる場合である．人工呼吸器を使用しており，自発運動がほとん

表 20-2　登録特殊ミルク

	主な適応症	会社名	品名	缶容量 (g)
糖質代謝異常	●ガラクトース血症 I 型, II 型 ●原発性乳糖不耐症 ●シトリン欠損症 ●糖原病 XI 型	明治	ガラクトース除去フォーミュラ (可溶性多糖類・ブドウ糖含有)	400
	●肝型糖原病	明治	乳糖・果糖除去低脂肪フォーミュラ (乳たんぱく質・昼用) 乳糖・果糖除去無脂肪フォーミュラ (乳たんぱく質・夜用) 乳糖・果糖除去低脂肪フォーミュラ (大豆たんぱく質・昼用) 乳糖・果糖除去無脂肪フォーミュラ (大豆たんぱく質・夜用)	400
蛋白質・アミノ酸代謝異常	●フェニルケトン尿症	雪印メグミルク 森永乳業	フェニルアラニン無添加総合アミノ酸粉末 低フェニルアラニンペプチド粉末	1,000 350
	●ホモシスチン尿症 ●高メチオニン血症	雪印メグミルク	メチオニン除去粉乳	1,200
	●チロジン血症	雪印メグミルク	フェニルアラニン・チロシン除去粉乳	1,200
	●高アンモニア血症 ●シトルリン血症 ●アルギニノコハク酸尿症 ●高オルニチン血症	雪印メグミルク 明治	蛋白除去粉乳 低たんぱく質・アルギニン強化フォーミュラ	1,200 350
有機酸代謝異常	●プロピオン酸血症 ●メチルマロン酸血症	雪印メグミルク	イソロイシン・バリン・メチオニン・スレオニン・グリシン除去粉乳	1,200
	●グルタル酸血症 1 型	雪印メグミルク	リジン・トリプトファン除去粉乳	1,200
	●イソ吉草酸血症 ●メチルクロトニルグリシン尿症 ●ヒドロキシメチルグルタル酸血症 ●高インスリン高アンモニア血症症候群 ●メープルシロップ尿症	明治	ロイシン除去フォーミュラ	400

表 20-2　つづき

	主な適応症	会社名	品名	缶容量(g)
電解質代謝異常	●特発性高カルシウム血症	明治	ビタミンD無添加・低カルシウムフォーミュラ	350
	●副甲状腺機能低下症 ●偽性副甲状腺機能低下症	明治 森永乳業	低カリウム・低リンフォーミュラ 低リン乳	400 350
	●副腎皮質機能不全	明治	低カリウム・高ナトリウムフォーミュラ	400
その他	●極長鎖アシル-CoA 脱水素酵素欠損症 ●シトリン欠損症 ●カルニチンパルミトイルトランスフェラーゼ1欠損症 ●カルニチンパルミトイルトランスフェラーゼ2欠損症 ●カルニチンアシルカルニチントランスロカーゼ欠損症 ●三頭酵素欠損症	明治	必須脂肪酸強化 MCT フォーミュラ	350
	●嚢胞性線維症 ●シトリン欠損症	森永乳業	蛋白質加水分解 MCT 乳	350
	●グルコーストランスポーター1欠損症 ●ピルビン酸脱水素酵素複合体異常症	明治	ケトンフォーミュラ	250
			計	21 品目

(母子愛育会：特殊ミルク情報. 2019；55（11）：113 より抜粋)

どないような子によくみられるが，そのような子は基礎代謝がかなり低い．また，体型としてはやせている場合でも，通常の栄養管理を行っていると脂質代謝異常が起こり，脂肪肝による肝機能障害がほぼ全例に発生する．このため，血液検査で肝機能の状態を定期的に確認しておく必要がある．

もともとの摂取カロリーが少ないため，さらにカロリーを減らすと免疫不全になり，重症感染症や褥瘡が多発する．特に自発運動がほとんどなく人工呼吸器に完全依存している臨床的脳死ともいえる状態で，筋緊張も著しく弱い場合などは，その対応に難渋することが多い．そのようなケースでは30

表 20-3 登録外特殊ミルク

分類	主な適応症	会社名	品名	缶容量 (g)
アミノ酸代謝異常	アルギニン血症	明治	低たんぱく質・必須アミノ酸強化アルギニン除去フォーミュラ	400
電解質代謝異常	副腎皮質機能不全	森永乳業	低カリウム乳	350
	心・腎疾患	明治	低たんぱく・低ミネラルフォーミュラ	350
			中たんぱく・低ナトリウムフォーミュラ	400
			低カリウム・中リンフォーミュラ	350
		森永乳業	低蛋白質低塩乳	350
	特発性高カルシウム血症	森永乳業	低カルシウム乳	350
	腎疾患	森永乳業	低リン乳＊	350
吸収障害	脂質吸収障害症	森永乳業	低脂肪乳	300
	原発性糖質脂質吸収障害症	明治	無糖 MCT フォーミュラ	200
その他	小児難治性てんかん	明治	ケトンフォーミュラ＊	250
			計	11 品目

＊登録品と同じ製品．登録品の適応症以外の症例には登録外として供給される．

（母子愛育会：特殊ミルク情報．2019；55（11）：114 より抜粋）

kcal/kg よりカロリーを減らすことは慎重に行う．

そのようなケースの標準的な対応方法は確立されていないが，外出の機会を増やすなど，生活の中で代謝を上げる工夫を重ねていくことが，脂質代謝異常の改善につながる場合もある．また，エイコサペンタエン酸（EPA）（エパデール®）などの不飽和脂肪酸を追加することで代謝異常が改善する例を経験している．

(5) 微量元素について

経管栄養の児・者について定期的に血液検査で状態を確認してみると，微量元素が不足している例は非常に多く，全体の 3 割程度にみられる．エネーボ® には微量元素が含まれているが，補充が必要となる例はある．

臨床的に補充が必要となる微量元素は，亜鉛・銅・セレンである．それぞれの微量元素の欠乏時の特徴について理解しておく必要がある（**表 20-6**）．

表 20-4　市販品特殊ミルクリスト

分類	主な適用例	会社名	品名	内容量(g)	価格
糖質代謝異常	●乳糖不耐症 ●一過性下痢症 ●難治性下痢症	森永乳業 アサヒグループ食品	ノンラクト 和光堂ボンラクトi	300 360	1,200 1,100
吸収障害	●脂質吸収障害症	明治	明治必須脂肪酸強化 MCT フォーミュラ	350	3,800
		明治	明治 MCT フォーミュラ	350	3,800
その他	●ミルクアレルギー ●先天性乳糖不耐症 ●一過性乳糖不耐症	明治	明治ミルフィーHP	14.5 g×6 850	550 3,100
	●ミルクアレルギー ●先天性乳糖不耐症 ●一過性乳糖不耐症	明治	明治エレメンタルフォーミュラ	17 g×20	2,950
	●ミルクアレルギー ●乳糖不耐症 ●ガラクトース血症	雪印ビーンスターク	ビーンスタークペプディエット	350	1,700
	●ミルクアレルギー ●大豆，卵等たんぱく質不耐症	森永乳業 森永乳業	ニュー MA-1 MA-mi	800 800	3,800 3,100
	●胃食道逆流症用	森永乳業	AR ミルク	820	2,480
				計	10 品目

（母子愛育会：特殊ミルク情報．2019；55（11）：115．より）

表 20-5　薬価収載されている特殊ミルク

分類	製造販売元：雪印メグミルク　発売元：雪印ビーンスターク
アミノ酸代謝異常	●フェニルアラニン除去ミルク配合散「雪印」 ●ロイシン・イソロイシン・バリン除去ミルク配合散「雪印」
	計　2 品目

（母子愛育会：特殊ミルク情報．2019；55（11）：131．より）

表 20-6　欠乏しがちな微量元素とその症状

微量元素	欠乏時にみられる症状
亜鉛	慢性皮膚炎，皮膚感染症
銅	正球性正色素性貧血（鉄は正常値）
セレン	全身活力低下，易疲労性，易感染性，心不全

銅欠乏による貧血は，銅の不足を疑わないと対応が困難である．短腸症候群は，セレンを補充していてもセレン不足となることが多いので注意を要する．また，銅は亜鉛の吸収を妨げるので，亜鉛補充時は銅欠乏に注意する．

(6) ミキサー食について

ミキサー食は，本人の活力向上，便の状態の改善，また，家族と同じ食事を摂らせてあげられるという介護者の喜びなど，多くのメリットがあり，推奨されるべきである．家族の努力はもちろんだが，ミキサー食は現在多くの子ども病院で勧められていることもあり，ミキサー食を取り入れている経管栄養の児・者は増えている．

ミキサー食導入にあたっては，事前に食物アレルギーの検査を行い，段階を踏んで導入していくよう，介護者に十分話をすべきである．特に方法が決まっているわけではないが，離乳食に準じ，おもゆやおかゆなどから開始するのが一般的である．ミキサー食の実際については他書も参照していただきたい[3~5]．

(7) 体調が悪い時の管理

発熱や胃腸炎などで体調が悪い時には，栄養剤の代わりにソリタ®-T 配合顆粒 3 号などを用いた経口補水液を注入するのがよい．気道感染などで消化管に特に症状がない場合でも，経口補水液へ切り替えることによって唾液などの分泌が減り，呼吸状態の改善につながることをよく経験する．

回復後は状態を見ながら，栄養剤を経口補水液で倍量に薄めたものを経て，栄養剤そのものへと戻していく．

また，ミルクを使用している子どもの場合も，規定の濃度のミルクを与えるとかえって体調が悪化する場合がある．ミルクは希釈せず規定の濃度で与えることとされているが，そのような場合，ミルクを経口補水液で倍量に薄めたものを与えるようにすると回復が早くなることが多い．ちなみに，ミルクを経口哺乳している子どもも，体調が悪い時には同様の方法でミルクを薄めると好んで飲み，回復も早いことをしばしば経験する．

B. 経静脈栄養

(1) 高カロリー輸液との併用について

小児の栄養は，経腸栄養が必須と考えるべきで，高カロリー輸液を用いた中心静脈栄養はあくまで補助的手段と考え，できるだけ経腸栄養と併用するように努める．小児に対して経腸栄養を完全に中止すると，消化管の消化機能の低下を招くからである．また，高カロリー輸液だけで成長に必要なカロリーや栄養を摂取しようとすると，肝障害もほぼ必発であることにも留意する．ヒルシュスプルング Hirschsprung 病など消化管機能障害のある場合は，高カロリー輸液主体とならざるを得ないこともあるが，その場合は肝機能障害の進行に細心の注意を払い，肝保護に努めなければならない．肝機能を定期的に評価し，肝機能障害の兆しがある場合は，高カロリー輸液の量を極力抑えるとともに，下記のように肝保護薬なども使用する．

ウルソデオキシコール（ウルソ®）

（内服）6 か月　30～120 mg/日
　　　　1 歳　40～150 mg/日
　　　　3 歳　50～200 mg/日　分 3

なお，経腸栄養と中心静脈栄養は，どちらか一方のみが保険適用となるため，併用の際はその理由を明記しなければならない．

(2) 高カロリー輸液における非蛋白カロリー/窒素（NPC/N）比

医療的ケア児・者への高カロリー輸液を在宅医が開始することはそう多くはないが，カロリーを増やす，内容を調整する，といったことは必要になるため，基本的な考え方について理解しておく必要がある．

小児は，蛋白質を適切に分解・合成して身体を成長させていく．このために成人に比べてより多くの蛋白質以外のカロリー（糖質・脂肪）を必要とする．このため，輸液内容も糖が多めになるように調整する必要がある．この時に必要となるのが，非蛋白カロリー/窒素（NPC/N）比の計算である．NPC/N 比とは，糖質や脂肪のカロリーと蛋白質やアミノ酸に含まれる窒素の比であり，窒素量は蛋白質の量（g）÷ 6.25 で計算する．エネルギー量の計算においては糖質と蛋白質は 4 kcal/1 g，脂質は 9 kcal/1 g で計算する．

$$\mathrm{NPC/N} = \frac{(\text{総エネルギー量}) - (\text{蛋白質によるエネルギー量})}{(\text{蛋白質重量}) \div 6.25}$$

NPC/N の目標値は，小児と成人で異なり，成人が 150 であるのに対して 200～400 であるため，単純に考えて成人の倍程度の糖分割合となる．

処方例を以下に示す.

> リハビックス®-K1 号輸液（または 2 号輸液）+ ブドウ糖液 + アミノ酸製剤（プレアミン®）+ 微量元素製剤（エレメンミック®）+ ビタミン製剤（ビタジェクト®）
> さらに電解質の調整が必要であれば，その分の電解質補正液を加える

(3) 脂肪乳剤の投与について

脂肪乳剤に関しては，0.5 g/kg/日～から開始し，1～2 g/kg/日まで増量するのが一般的な考え方である．週 1 回の投与から開始し，訪問看護などが十分に導入され在宅で実施可能な環境であれば週2～3回まで投与を行う．注意すべきは高カロリー輸液と脂肪乳剤を同時投与すると高頻度で中心静脈カテーテルの閉塞を起こすことである．このため脂肪乳剤投与の際は，メインの輸液はブドウ糖の多い維持輸液（ソリタ®-T3 号 G やソルデム® 3AG など）を利用し，脂肪乳剤の投与が終わってから高カロリー輸液に切り替える．われわれは脂肪乳剤から高カロリー輸液に切り替える前後で維持輸液のみの投与時間を 1 時間程度設けている．このようにすることで，閉塞のトラブルを防止できる．脂肪乳剤の投与のためには輸液ポンプあるいはシリンジポンプが必要だが，これらは保険適用とならないことに留意する．

また，短腸症候群の患者に関して近年，腸管不全に関連した肝機能障害 intestinal failure-associated liver disease（IFALD）が注目されている．IFALD に関しては，n-3 系多価不飽和脂肪酸を含む脂肪乳剤（オメガベン®）を投与するケースがあるが，現在日本では市販されていない．当院では積極的に勧めてはいないが，個人輸入などによって投与は可能である．

(4) 中心静脈栄養の投与方法について

中心静脈栄養において，肝障害抑制のために周期的投与法 cyclic TPN を推奨する説もあるが，短腸症候群患者への周期的投与法の導入は，感染リスクを増やす，家族など介護者の負担を増やすという点にも注意し，慎重に判断すべきである．周期的投与法には①完全に投与を休む，②高カロリー輸液の投与と維持輸液のみの投与を交互に行う，の 2 つの方法がある．当院の経験では，①では CV カテーテル感染の頻度が増加するので，②の方法を推奨している．

文 献

1）日本静脈経腸栄養学会：静脈経腸栄養ガイドライン（第 3 版）．照林社，2013.
2）社会福祉法人恩賜財団母子愛育会　先天性代謝異常症治療用ミルク関係事業
http://www.boshiaiikukai.jp/milk.html
3）神奈川県立こどもセンター NST：胃ろうからミキサー食注入のすすめ，2014.
kcmc.kanagawa-pho.jp/department/files/mixer1403.pdf
4）小沢 浩，大高美和：おかあさんのレシピから学ぶ医療的ケア児のミキサー食．南山堂，2018.
5）長野県立こども病院：はじめてみよう !! 胃ろうからの半固形食短時間摂取法.
http://nagano-child.jp/wordpress/wp-content/uploads/2016/08/hankokeishoku_p1_p23.pdf

21 筋緊張の管理

POINT

- 筋緊張は緩和すべき症状であり，薬物療法でその多くが緩和できる症状である．
- 筋緊張は呼吸や消化と関連が深いが，特に呼吸との関連が強いため，ポジショニングなどの非薬物療法を導入した後，まずは呼吸からのアプローチを優先する．
- 呼吸状態が改善しても筋緊張が残る場合，薬物療法を開始する．薬物療法についてのガイドラインは存在しないが，フェノバルビタール，バクロフェン，ブロマゼパム，チザニジン等の薬剤を十分な量使用することが重要である．
- それらの薬物療法が効を奏しない場合には，ボツリヌス毒素療法，バクロフェン持続髄注療法など，より侵襲の高い治療法を検討する．

A. 筋緊張緩和へのアプローチの基本

筋緊張は緩和すべき症状と認識されないことも多い．ある程度の薬剤は処方されているものの，けいれんのように医学的な異常と医師に認識されず，十分に緩和されていないケースが多くみられる．しかし筋緊張の亢進は本人に非常に強い苦痛と日常生活におけるケアの困難さをもたらし，筋緊張に伴い 39～40℃の発熱を認める場合もある．さらに長期的には骨格の変形，呼吸障害，嚥下障害など多くの問題をもたらす（**表 21-1**）ため，在宅医療においては積極的に緩和，解決すべき症状と認識すべきである．

筋緊張の強い子どもに対するケアとして，日常生活の中で抱っこする時間をしっかりもつ，ポジショニングの工夫をする，入浴をさせるといったことは当然行うべきである．それらのケアは子どもたちにとって十分意味があるものだが，それらのみでコントロールできる筋緊張は決して多くない．筋緊張による苦痛や二次障害を防ぐ意味でも，呼吸療法と薬物療法を中心にしっかりと症状を緩和していくべきである．

表 21-1　筋緊張のもたらす長期的問題

筋緊張のもたらす長期的問題
喉頭軟化症など，気道の軟化・狭窄
摂食・嚥下障害
拘束性換気障害，排痰困難
胃食道逆流症，消化管通過障害，イレウスなど
股関節脱臼，大腿骨骨折

B. 在宅医療でみる筋緊張の強い患者

一般的に

①出産時の新生児仮死などによる低酸素性虚血性脳症

②溺水など蘇生後脳症

③リー Leigh 脳症の重症な子どもや，ゴーシェ Gaucher 病などの代謝性疾患

などに筋緊張が強い患者が多い．

C. 筋緊張と呼吸

筋緊張は呼吸との関連が重要である．筋緊張が強いために徐々に呼吸状態が悪化し，喉頭軟化症などの気道の軟化・狭窄をもたらすことも珍しくない．逆に，呼吸状態が悪く呼吸苦のために筋緊張が強くなる場合もある．いずれにしても筋緊張の強い患者には，まず呼吸障害の有無や今後の呼吸障害発生の可能性に注意していく必要がある．筋緊張が先で呼吸障害が二次的に発生した場合も，呼吸障害が先で筋緊張が二次的に発生している場合も，いずれも呼吸ケアは必須である．呼吸ケアとして，気管切開をしていない患者であれば NPPV を導入する（9，10 章参照）．

D. 内服による治療

NPPV を導入し呼吸状態が改善しても，なお筋緊張が見られる場合は薬物

療法を試みる．

在宅ではまず内服でのコントロールを試みる．筋弛緩のために用いる薬剤としては，

①フェノバルビタール（フェノバール®）
②バクロフェン（リオレサール®，ギャバロン®）
③ブロマゼパム（レキソタン®）
④チザニジン（テルネリン®）
⑤ダントロレン（ダントリウム®）
⑥ジアゼパム（セルシン®）

の順で薬剤を選択する．

①一般的には筋緊張に対する第一選択薬はバクロフェンと考えられているが，当院ではフェノバルビタールを第一選択としている．バクロフェンは分泌物を増やすことが多いため呼吸管理において不利である一方，フェノバルビタールは若干眠気が強まるものの分泌物はそれほど増やさない傾向があるので，総合的に考えると筋緊張の緩和により使いやすい．ただ，筋緊張の緩和にフェノバルビタールを用いる場合は，血中濃度を通常より高くコントロールする必要がある．肝機能にも注意しつつ，50 μg/mL を目途に血中濃度を上げていくが，場合によっては 100 μg/mL 以下程度まで上げていく場合もある．その場合は肝機能障害に十分注意する．

フェノバルビタール
（経口）2～4 mg/kg/日　分 2～3 で開始．最大 8～10 mg/kg/日＊

②フェノバルビタール単剤で十分コントロールできない場合，バクロフェンを追加する．バクロフェンも添付文書上の用量を超えた使用が必要となることが多い．

バクロフェン
（経口）0.5 mg/kg/日　分 2～3 で開始．最大 1～1.5 mg/kg/日＊

＊は保険適用外の用量・投与経路など

③バクロフェンで十分な緩和につながらない場合は，ブロマゼパムを用いる．ブロマゼパムは抗不安薬に分類されるが，筋弛緩作用がある．筋緊張緩和によく用いられるジアゼパムと比べ，分泌物は増えないことが多い．一般的には呼吸抑制にも注意すべきであるとされるが，経験的にはほとんどない．少量でも効果を認める場合もあるが，不十分な場合は高用量まで使用できる[1]．当院では小児でも 2 mg/kg 以上の量を使用している患者もいる．内服後，30 分～1 時間程度と比較的早く効果が発現するため，頓用にも適している．しかしブロマゼパムはその反応に大きな個人差があるため，特に呼吸状態の不安定な患者に使用する際には呼吸抑制に十分注意する必要がある．筋緊張が非常に強く，すでにいくつかの薬剤を使用している場合には，比較的多めの量から開始してもよいかもしれないが，無呼吸発作などを起こしやすい患者に対しては，通常使用量の 1/4～1/2 と，かなり少なめの量から開始する．眠気を考慮し就寝前分 1 から開始してもよい．慣れると眠気は改善することが多い．

ブロマゼパム【適外】
（経口）0.1 mg/kg/日　分 3～4 で開始．

④ブロマゼパム併用で十分なコントロールができない場合，チザニジンをさらに加える．チザニジンは頓用薬としても使用できる．

チザニジン
（経口）0.05～0.1 mg/kg/日　分 3～4 で開始．最大 0.3 mg/kg/日

⑤上記の薬物でコントロールできない場合，ダントロレンを使用することがある．

ダントロレン　0.5 mg/kg/回　1 日 2 回で開始．1 回 0.5 mg/kg ずつ増量．
最大 3 mg/kg/回　1 日 2～4 回．

⑥ジアゼパムは一般的に筋緊張に使用されることが多いが，分泌物が増加するため当院ではほとんど使用することがない．

これでもコントロールが困難な場合はオピオイドの使用も検討する．

また筋弛緩薬と同時に鎮痛薬も投与する．筋緊張が強い場合，我々がこむら返りの時に経験するような強い痛みを伴うと考えられる場合も少なくない

ため，鎮痛薬（アセトアミノフェン）も十分量使用する必要がある（13 章参照）.

E. 内服以外の治療

当院では積極的に行っているわけではないが，内服以外の筋緊張のコントロールとしてボツリヌス毒素療法，バクロフェン持続髄注療法，機能的脊髄後根切除術などがある．ただ内服薬でコントロールを行えないケースは意外に少ない．これらの治療に移行する場合には複数の医師で十分な検討の上，他施設へ依頼している．

文献

1）Roche：Lexotan® Product Information. 23. October. 2012.

22 トリソミー

POINT

- 18 トリソミー，13 トリソミーは予後不良の染色体異常として知られている．
- NICU からの在宅移行が進むにつれ，18 トリソミー，13 トリソミーの子どもたちも退院して自宅で家族と過ごすことが増えている．
- 18 トリソミー，13 トリソミーには特徴的なケアが必要で，ポイントを押さえたケアをすることで，子どもたちがより長い時間，よりよい生活を送ることができるようになる．

在宅医療が関わることになる重度染色体異常症の児は，18 トリソミーが最も多い．次に多いのが 13 トリソミーで，21 トリソミーはその次になる．18 トリソミーの子どもは一般に予後が悪いため，両親は，出生前あるいは出生直後から予後が悪いという話を医療者から何度も聞かされる．在宅医療につながる家族の中には，様々な葛藤を経て長く生きられないというあきらめや医療に対しての失望を感じている家族もいる．その想いを受け止めつつ，18 トリソミーの子どもたちも成長し様々な個性を表出してくれることを，自らの経験で伝えることも大切である．

A. 18 トリソミー

(1) 呼吸のケア

18 トリソミーの子どもの呼吸における最大の特徴は，上気道から下気道に至る広範囲に潜在的な軟化があることである．18 トリソミーの子どもの呼吸不全は多くが鼻閉で始まる．感冒かアレルギーととらえがちであるが上気道の狭窄症状を起こしているもので，主に鼻呼吸がメインの 18 トリソミーの乳児にとって鼻閉は大きな問題になる．また上気道の狭窄が進行しているときは，下気道の軟化症も進行していることが多い．

18トリソミーの気道の柔らかさはほかの子どもとは全く異質なものである．気管切開をしていて，重度の軟化症のために酸素10Lをほぼ毎日流し，相当に厳しい呼吸器の圧で自宅に帰ってきた児を経験したが，その児の気管は異常なほど柔らかかった．気管カニューレ交換のたびに，挿入角度が180度近くになることもあるほど，気管軟化症が重度であった．18トリソミーの鼻閉から始まる気道の軟化による狭窄は，個人差があり，同時に環境によっても大きな違いがある．入院中は，そのような症状があまり見られなかった子どもが，退院後1週間ほどで鼻閉を認めることが多い．

a. 鼻閉の管理

レボカバスチン（リボスチン®），フルチカゾン（フルナーゼ®）などの点鼻薬，メキタジン（ゼスラン®），プランルカスト（オノン®），モンテルカスト（キプレス®）などの抗アレルギー薬に加えて，ブデソニド（パルミコート®）の吸入が最も有効である．

レボカバスチン
（点鼻）1日4回　各鼻腔に2噴霧

フルチカゾン
（点鼻）1日2回　各鼻腔に1噴霧

メキタジン
（経口）0.12 mg/kg/日　分2

プランルカスト
（経口）7～10 mg/kg/日　分2

モンテルカスト
（経口）4 mg　分1　就寝前

ブデソニド
（吸入）1回1A（0.25 mg）　1日2回

鼻閉が強くなった場合はブデソニドの吸入を1日4回は実施する．8回まで増やしてもよい．ブデソニド吸入で改善しない場合はメチルプレドニゾロン（メドロール®）の内服を行う．

メチルプレドニゾロン
（経口）1～2 mg/kg/日　分1～4

b. 気道狭窄の管理

上気道の狭窄が進行している場合，下気道の軟化症も進行していることが多いので，早期のNPPV導入と，気道確保を行うことが重要である．NPPVの設定はCPAP 4～5から開始．次にSモードで圧差を2程度からつけていき，最終的には睡眠時の無呼吸に備え，S/Tモードで12程度の吸気圧をかけた方がよい（**表9-2**参照）．

18トリソミーの呼吸管理のポイント
- 鼻閉は，上気道から下気道に至る気道軟化症のサイン
- 治療はブデソニド吸入とNPPV導入
- NPPVは，CPAPで開始．徐々に圧差をつけ，最終的にはS/Tモードとする
  設定例：S/T　EPAP5　IPAP12　RR20　など

(2) 栄養と体重の管理

18トリソミーで，先天性心疾患の姑息術，肺動脈絞扼術をした子どもは，長期生存の可能性が高い印象がある．長く生きている子どもは，肺動脈絞扼術をしている場合が多く，その中には心内修復術までたどり着く子どももいる．このような子どもの栄養管理のポイントは，慎重なカロリーの増量である．18トリソミーの子どもは，低栄養，水分量の少なさに慣れている可能性が高く，急速なカロリーアップ，ミルクの増量は危険である．本人が空腹で泣くようなときに，ミルクは10%ずつくらい増量していく．

体重は本当にゆっくり増やすか，現状維持でよい場合が多い．ミルクの量を変えていないのに退院後，体重が急に増える場合がある．小児科医としては心不全による浮腫の悪化を最初に考えることが多いが，実際にはまれである．それ以上によく経験するのが，呼吸器をつけることで身体に余裕が生まれ成長が促される例や，治療は何も変えていなくても成育環境が病院から自

宅に変わっただけで体重増加が著しくなる例などである．これらの場合，心不全徴候が明らかでなければ，経過を見てよい．

(3) 心不全の管理

現在，未治療の先天性心疾患の子どもが在宅医療を受けることはほとんどない．18 トリソミーの子どもは心室中隔欠損症と肺高血圧を合併していることが多く，心不全と肺高血圧の管理が要になる．

肺高血圧が進行してくると，右左シャントが生じ，SpO_2の値が下がり始める．18 トリソミーの子どもは，心不全治療薬のフロセミド（ラシックス®），スピロノラクトン（アルダクトン®）を内服していることが多いので，心不全が悪化した場合，エナラプリル（レニベース®）を開始する．エナラプリルは，乳児では尿量を減らすため，注意して少量から開始する．

さらに肺高血圧に対し，そこに PDE 阻害薬のシルデナフィル（レバチオ®）を，次にエンドセリン受容体拮抗薬のボセンタン（トラクリア®）を追加していく．

フロセミド
（経口）0.5～2 mg/kg/日　分 1～3

スピロノラクトン
（経口）0.5～2 mg/kg/日　分 1～3

エナラプリル（レニベース®）
（経口）0.02～0.05 mg/kg　分 1～2 から開始

シルデナフィル
（経口）0.5～1 mg/kg　分 2～3 から開始

ボセンタン
（経口）2 mg/kg　分 2 から開始

身体所見が主な情報源となる在宅医療では，心不全かどうかは，心音でギャロップがあるか，肝臓が触れるか，四肢末梢の浮腫があるかどうかなどで判断する．なお，18 トリソミーのように身体の小さい子どもの初期の浮腫の判断は，経験豊富な小児科医でも非常に困難である．毎日ケアする主介護者は，足や臀部のしわの数などから，子どもがむくんでいるかどうか非常に精密な判断をしてくれる場合があり，参考にすべきである．

(4) その他の管理

18 トリソミーでは，厳密なインアウト管理を行う．毎日，体重，尿と便を測定し，記録してもらう．ベビースケールはインターネット通販などで 2,000〜3,000 円で購入できるので購入してもらうとよい．

(5) リハビリ

18 トリソミーのケアで訪問リハビリの介入は重要である．理学療法士や作業療法士などがいる訪問看護ステーションも増えている．すでに訪問してもらっている訪問看護ステーションでリハビリ対応可能な場合は，従来の指示書に追記すればよいし，新たなステーションに入ってもらう場合も，訪問看護指示書により依頼が可能である（26 章参照）．

18 トリソミーの子どもは筋力が弱いため，関節が容易に拘縮し，体が硬くなる．首が反り返った位置で固定することも多いため，できるだけ週 1 回以上はリハビリを行いたい．また，縦抱きにしてお尻をトントンするといった固有覚（固有受容覚）への刺激が大好きである．18 トリソミーの子どもは情緒や表情の発達が期待できるので，そのような刺激を加えながら，縦抱きの時間を増やし成長を促す．抱かれる時間が増えれば，表情などでの喜怒哀楽の表出が促進され，発語が見られる子どももいる．

B. 13 トリソミー

13 トリソミーの子どものケアは，基本的には 18 トリソミーの子どもと同じ戦略でよい．ただし，13 トリソミーの子どもは 18 トリソミーの子どものようには豊かな感情表現を示さないことが多い印象がある．上気道の軟化・閉塞は 18 トリソミーの子どもほど重症化しないことが多いが，一方で 18 トリソミーの子どもにはあまり見られない息止め発作が頻発し，それが原因で早期に亡くなってしまう子どももいる．明確なエビデンスはないものの，早期に NPPV を導入し呼吸状態を安定させることが大切と考える．

C. 21トリソミー

合併症のある21トリソミーの子どもにも，医療的ケアが必要になる場合があるが，18トリソミーより全般に軽症である．18トリソミーの子どもに対して行うケアが適切にできれば21トリソミーの子どもへの対応も可能である．

コラム5　トリソミーの子どもたち

私が初めて在宅で18トリソミーの患者を診たのは，もう15年ほど前になる．不思議なことだが診療を始めて1か月ほどの間に，2人続けて18トリソミーの患者の依頼があった．当時はただ早期に死亡するという知識しかなく，ほとんどケアもできず，どうケアしてよいのかわからないまま，2人とも体調が悪くなり，自宅に帰ってきたにもかかわらず，早期に再入院してしまい，病院で亡くなった．

その後，18トリソミーの子どもたちと数多く出会い，本当に一人ひとりが，私たちにバトンを渡すように，どうケアすればよいのかを教えてくれた．これまでに18トリソミーは75例の患者を診療した．そのうち22例ほどが亡くなり，その半分を家で看取った．あおぞら診療所に蓄積した18トリソミー，13トリソミーの子どものケアは，一人ひとりの子どもとの出会いの記録であり，一人ひとりの子どもからの大切なメッセージでもある．

23 予防接種

POINT

- 在宅医療の対象となる子どもは，入院期間が長いなどの理由で通常のワクチン接種のスケジュールから外れていることも多い.
- しかし，ワクチンで予防可能な病気 Vaccine Preventable Diseases（VPD）によって状態が悪化するリスクも高い.
- VPDから児を守るために，標準的スケジュールから外れている場合でも，積極的に接種を行っていくべきである.
- 患者の自宅で予防接種を行うには，病院とは異なるいくつかの配慮や準備が必要であり，十分な時間的余裕をもって行うべきである.

A. 在宅での予防接種

在宅で医療事故やアクシデントが最も起きやすいのが予防接種である．ワクチンの間違い，量の間違い，針刺し事故などを防ぎ，アナフィラキシーなどに十分対応するために大事なことは，十分な時間的余裕をもって臨み，必要な物品を用意し，焦らないことである．医師が患者の状態の最終確認をして定量がシリンジに入った状態のワクチンを接種するだけでよい病院と異なり，在宅では診療しながら，ワクチンの用意，問診票の確認（保護者と一緒に問診票探しから始めなければならない場合もある），母子健康手帳の確認などを行った上で接種しなければならない．3～5種同時接種などもあり得る上，ワクチンではないが，パリビズマブの接種も同時に行う場合も多く，想像以上に時間がかかることを覚悟しておく．さらに，往診カバンの中に，予防接種を行う際の手順書と予防接種スケジュールを用意し，それを実際に見て，アシスタントと医師の2人で確認しながら実施するとよい.

B. 予防接種の際に考慮すべき状態と治療

(1) 手　術

在宅でワクチン接種を行う際には，手術前後のワクチン制限を考慮する必要がある場合も多い．全身麻酔を伴う手術の前後にワクチン接種を制限する明確な医学的根拠はないものの，多くの高度医療機関の麻酔科で制限を設けている．その基準は医療機関ごとに大きく異なっているため，各医療機関に確認する必要がある．参考にすべきガイドラインは少ないものの，日本小児循環器学会では全身麻酔を伴う手術の場合，不活化ワクチンは術前1週間前まで，生ワクチンは2〜3週間前までといった一般の方への案内[1)]を出しており，こういった基準なども参考になるが，医療機関への個別の確認は必要である．

(2) 免疫不全状態，ステロイド・ガンマグロブリン製剤投与時

骨髄移植や臓器移植，ステロイド投与などで免疫不全状態にある場合も，基本的に予防接種は行うべきである．しかし免疫抑制薬が投与されている場合などは，生ワクチン接種などに制限がある場合もあるので，病院主治医と相談しつつ接種スケジュールを考える．

a. ステロイド投与前後

気管支喘息などの治療でステロイドが投与されている場合，14日程度の期間をあけてワクチンを接種すべきとされているが，実際に投与終了を待っていると接種のタイミングを逃すこともあり，ステロイドが投与されている状態でワクチンを接種せざるを得ない場合もある．ステロイド投与時のワクチン接種は禁忌ではないため，タイミングを逃して接種ができないよりは接種した方がメリットは一般には大きいのではないかと考える．

b. ガンマグロブリン製剤，血液製剤（新鮮凍結血漿・濃厚血小板）投与

ガンマグロブリン製剤や血液製剤の投与後は，ワクチン接種に注意を要する．1 g/kg以上のガンマグロブリン製剤が投与された場合には，生ワクチンは3か月以上，できれば6か月以上あけた方がよいとされている．血液製剤についても同様にスケジュールを調整する．不活化ワクチン，ロタウイルスワクチン，BCGは，接種間隔の調整は必要ない．

(3) てんかん・熱性けいれん

てんかんについては，病状が安定していれば主治医の判断でワクチン接種

は可能である．ただし点頭てんかん（West 症候群）で副腎皮質刺激ホルモン adrenocorticotropic hormone（ACTH）療法を行った場合，免疫抑制状態となるため，6 か月以上の間隔をあけた方がよいとされる．また，医療的ケア児・者ではいわゆる標準的な熱性けいれんはほとんど経験しないが，小児科学会のガイドラインでは熱性けいれん後，予防接種をするための観察期間は 2〜3 か月とされている．

(4) 低出生体重児

低出生体重児は母親からの移行抗体が少ないため正期産の児に比べ免疫力が弱いといわれる．体重の少ない児であっても通常児と同様に暦月例で予防接種を行う．また投与量についても規定量を接種する．

(5) 腎臓病

ネフローゼや慢性腎炎などの慢性腎臓病の患者に対しては可能な限り予防接種を行うことが推奨されている．日本小児腎臓病学会では，生ワクチンは原則として接種しないが不活化ワクチンは接種すべきとしている．ただし水痘に関しては，罹患した際の重症化リスクが高いため日本でも欧米でも接種は可能とされている．またインフルエンザワクチンの接種も推奨されている．なお，不活化ワクチンの接種において透析の影響はない．

C. ワクチンの種類と接種間隔

予防接種の種類は増える傾向にあり，接種が遅れた場合のスケジュールは煩雑さを増している．特に接種スケジュールが複雑になる 1 歳未満で接種を開始するワクチンを中心に，主要な小児の予防接種と接種間隔を示す（**表 23-1**）．日本における最新の定期・任意予防接種スケジュールは国立感染症研究所感染症疫学センターホームページで確認することができる[2)]．また小児科学会も学会としての推奨スケジュールを提案している[3)]．

D. 予防接種の手順

(1) 訪問前

a. リドカイン・プロピトカイン配合クリーム（エムラ® クリーム）について

当院では呼吸状態が不安定な子どもが多いこともあり，接種時の痛みを軽

表23-1　主なワクチン等の種類とその接種時期

<table>
<tr><td rowspan="10">ワクチン</td><td rowspan="3">2か月～</td><td>インフルエンザ菌b型
(ヒブ)</td><td>初回接種として27日以上あけて3回，その後7か月以上あけて追加接種を1回．集団生活が始まる2歳までに終了しておくことが望ましいが，厚生労働省の定める事情に該当すれば定期接種は10歳になるまで可能[4].</td></tr>
<tr><td>小児用肺炎球菌
(PCV13)</td><td>初回接種として27日以上あけて3回，その後2か月以上あけて追加接種を1回．生後3か月頃から肺炎球菌髄膜炎の頻度が増えてくるため，早期に初回接種を終わらせることが重要．定期接種は5歳になるまでだが，厚生労働省の定める事情に該当すれば6歳になるまで公費で接種が可能[4].</td></tr>
<tr><td>B型肝炎
・母子感染予防
・ユニバーサル</td><td>母子感染予防とユニバーサル接種でスケジュールが異なる．
・出生直後，1か月，6か月の3回．健康保険利用．
・初回接種として生後2か月～27日以上あけて2回，その後4か月以上あけて追加接種を1回．</td></tr>
<tr><td>3か月～</td><td>4種混合
(DPT-IPV)
3種混合
(DPT)
不活化ポリオ
(IPV)</td><td>第Ⅰ期として，3～8週あけて3回，その後6か月以上あけて追加接種を1回．
百日咳は一般に乳幼児早期の感染リスクが高いが，特に在胎34週以下の児では移行抗体が少ないとされる．また慢性肺障害をもつ場合の百日咳罹患は生命に関わるため，積極的に接種する．
定期接種は7.5歳までだが，厚生労働省の定める事情に該当すれば15歳になるまで公費で接種が可能[4].</td></tr>
<tr><td>5か月～</td><td>BCG</td><td>1回接種．定期接種は1歳までだが，厚生労働省の定める事情に該当すれば4歳になるまで公費での接種が可能[4].</td></tr>
<tr><td>6か月～</td><td>インフルエンザ</td><td>流行期に生後6か月を過ぎていれば1か月あけて2回接種．13歳以上は1回接種．
低出生体重児，その他基礎疾患のある児はインフルエンザの重症化や合併症のリスクが高いため，家族やケアに携わる人を含めて毎年接種を勧め，感染予防に努める．</td></tr>
<tr><td rowspan="3">1歳以降</td><td>水痘</td><td>3か月以上あけて2回接種．定期接種としては3歳になるまで．
移植など治療後に接種が禁忌となる場合は，治療前に優先して接種する．</td></tr>
<tr><td>麻疹，風疹
(MR)</td><td>2歳までの間に1回，その後5～6歳の間に1回．移植など治療後に接種が禁忌となる場合は，治療前に優先して接種する．</td></tr>
<tr><td>日本脳炎</td><td>第Ⅰ期として3歳で1～4週間あけて2回，4歳と9歳で追加接種をそれぞれ1回行う．生後6か月から接種可能だが3歳未満は接種量が半分となる点に留意．</td></tr>
<tr><td>ワクチン以外</td><td>0～24か月</td><td>パリビズマブ</td><td>秋～春にかけて流行を繰り返すRSウイルスに対する特異的抗体．ワクチンではないが筋肉内投与する．RSウイルス感染により重症化が懸念される特定のハイリスク児が投与対象（表23-2）となる．地域や年度の流行状況に合わせて流行期間のひと月前から月1回投与する．日本では7～3月頃までとなっていることが多い．パリビズマブはワクチンとの間隔を考慮する必要なく同時投与が可能である．
心肺バイパス施行により血中濃度が低下するので，施行後は1か月を経過していなくても速やかに再投与し，以降その投与を起点とする．</td></tr>
</table>

減することを目的にリドカイン・プロピトカイン配合クリームを使用している．このクリームには効果がないとする説もあるが，われわれは，このクリームを塗ることによって子どもたちの反応が大きく異なることを経験している．恐怖心を感じることのない乳児においてもこのクリームが適切に塗布されていれば，接種時に泣かない，その後の発熱やぐずりが少ないといった場合が多い．

このクリームを使用する児のいる家庭には，あらかじめクリームをお渡しし，保護者に塗布部位や量を説明しておく．接種予定部位を中心に1箇所あたり2 cm^2（約0.2 g）の面積に塗布し，絆創膏またはラップで覆ってもらう．

また，このクリームを使用した場合，保険請求時には必ず使用理由を記載する．具体的には「啼泣により SpO_2 が低下し呼吸状態が悪化するので，リドカイン・プロピトカイン配合クリームを使用した」などである．

b. 訪問予告の電話がけ

訪問前に電話で予防接種があることを告げ，体温を確認する．37℃以上なら医師の診察の結果，予防接種をするかどうか決めると伝える．37℃未満なら問診票を書き，リドカイン・プロピトカイン配合クリームを事前に渡している家庭には，訪問予定時刻の30分～1時間前に塗って待っているよう話す（乳幼児では最大塗布時間である60分を超えないよう注意する）．

(2) 訪問したら

- 問診票に書き漏れがないか，保護者のサインがあるか，本日持参したワクチンと適合しているか，最近接種したワクチンがないかなどを確認する．
- 日本小児科学会のスケジュール表を持参し，問診票と照合する．
- チアノーゼ発作に注意が必要な場合は特に，酸素投与や陽圧換気による補助がすぐに可能な状態であること，SpO_2 モニターが準備されていることを確認する．

(3) 接種手順

①ワクチンの用意（一度に用意するのは1人分）

- 同じ患者に打つなら同時に複数のワクチンを用意してもよいが，必ず患者1人ずつ準備を行う．1人の患者の接種が完全に終わってから，次の患者のワクチンの箱を開ける．

- 針つきシリンジ*でない場合は，針と注射器がはじける危険のないよう固く接続する．
- 注射器で溶解液を吸って溶かすワクチンは，ワクチンのロット番号のシールを注射器に貼り，何のワクチンかわかるようにする．最初からシリンジに詰めてあるワクチンは不要．
- シールを貼ったら使用済みのバイアルや針などは針捨てに捨てる．
- 医師が用意している間に，同行のスタッフは母子健康手帳などの記載をする．

②ワクチンの種類と有効期限の確認

家族と一緒にワクチンの種類と有効期限を確認する．

③ワクチンの量の確認

ほとんどのワクチンが 0.5 mL であるが，日本脳炎，B 型肝炎，インフルエンザ，DT を接種する際は，年齢と量に注意する．

日本脳炎，インフルエンザワクチンは 3 歳未満の場合は 0.25 mL.

B 型肝炎は 10 歳未満が 0.25 mL，10 歳以上が 0.5 mL.

DT は定期接種が 11 歳～13 歳未満で 0.1 mL.

④アナフィラキシーショック用のアドレナリンを手元に用意する

0.1%アドレナリン

（筋注）0.01 mL/kg（0.01 mg/kg）　最大 0.3 mL

⑤接種部位の確認

- 身体が小さい低出生体重児では特に接種部位に注意を要する．
- 上腕の接種部位は橈骨神経の走行に注意して三角筋外側または上腕伸側下 1/3，大腿では前外側が一般的である．
- 肩峰部分ではケロイドを生じやすいことに注意し，BCG は上腕外側の中央部分に接種する．
- 上腕ならびに大腿の同側の近い部位に同時接種する際，接種部位の局所反応が出た場合に重ならないように，少なくとも 2.5 cm 以上あける．

⑥接種

- 一肢に一種のワクチンが原則．カルテに接種場所を記載し，それを確認し

＊事故防止目的もあるが，薬液を吸う際にゴム栓に刺すという行為を経ても，針つきシリンジの方が接種時の痛みが軽い印象があり，当院では針つきシリンジを推奨している．

表 23-2　パリビズマブの投与対象

RS ウイルス感染流行初期に
・在胎期間 28 週以下の早産で，12 か月齢以下の新生児および乳児
・在胎期間 29～35 週の早産で，6 か月齢以下の新生児および乳児
・過去 6 か月以内に気管支肺異形成症 bronchopulmonary dysplasia（BPD）の治療を受けた 24 か月齢以下の新生児，乳児および幼児
・24 か月齢以下の血行動態に異常のある先天性心疾患（CHD）の新生児，乳児および幼児
・24 か月齢以下の免疫不全を伴う新生児，乳児および幼児
・24 か月齢以下のダウン症候群の新生児，乳児および幼児

ながら打っていく．接種場所はカルテと母子健康手帳に記載する．

- 接種する際は，医師も介助者も手袋をはめる．
- 子どもは保護者に抱いてもらい，しっかり固定する．
- 針捨てを近くに置く（針捨ては手で支えない）．
- 終了後は絶対にリキャップしないで，そのまま針捨てに捨てる．

⑦接種後の確認

カルテと母子健康手帳に実施記録を記載し，問診票に保護者と医師のサインがあるかを確認する．

接種後約 30 分は呼吸状態の変化などアレルギー症状の有無を観察する．

(4) パリビズマブの接種について

パリビズマブはワクチンではないが，注意点をここに記載する（**表 23-2**）．

1 回投与液量（mL）= 体重（kg）× 15 mg/kg ÷ 100 mg/mL を大腿前外側部に筋注する．

注射量が 1 mL を超える場合には分割し，両側大腿に筋注する．

0.5 mL は 1 mL のシリンジを使用し，1 mL は 2.5 mL のシリンジを使用する．パリビズマブをボトルから吸うときは 23 G か 21 G の針を使用する．

E. 事故への対応

予防接種に関する事故は多く，その種類は大きく 2 つに分けられる．

(1) ワクチンに関する間違い

接種したワクチンの種類，量，接種時期，使用期限の間違いといったものである．これらの事故は患者本人への身体的被害は発生しない場合が大半であるが，任意のワクチンと異なり，公費ワクチンは接種期間などが厳密に定められているので，それを外れた場合は市区町村医師会などに事故報告書を提出する必要がある．患者家族にもその旨を丁寧に説明し，ワクチンの料金も公費ではなく医療機関が負担するようにしている．

(2) ワクチンの副反応（副作用）

もう 1 つはワクチン接種に伴い患者に実際の身体的な影響が生じるような事故である．

最も重要なのがアナフィラキシーショックであり，この場合は，嘔吐，顔面の発赤，SpO_2の低下などを認めることが多い．特に嘔吐に関しては，あまり教科書にも書かれていないが比較的よくみられる症状である．疑った場合には直ちにアドレナリンを筋注し，同時に可能な限り酸素投与を行って全身状態を観察し病院搬送する．アナフィラキシーでは 2 相性の反応が起こることがあるので注意する．必要に応じて末梢ラインを確保し輸液を行ってもよい．

そのほかの副反応としては，発熱，接種部の腫脹が主である．接種後 4 日以内に生じるとされるが，2 日を過ぎればその後出ることはまれである．いずれの副反応も全身状態がよければ経過観察のみで対応するが，発熱に関してはアセトアミノフェンなどの解熱薬を使用してもよい．

副反応に関しては家族の訴えをよく聞き，通常よりも丁寧な対応が必要である．呼吸状態が不安定であれば，家族の安心のためにも臨時往診を行い状況把握に努める．

文献

1) 日本小児循環器学会：予防接種について
http://jspccs.jp/wp-content/uploads/citizen_vaccination.pdf
2) 国立感染症研究所感染症疫学センター　日本の予防接種スケジュール
https://www.niid.go.jp/niid/ja/component/content/article/320-infectious-diseases/vaccine/2525-v-schedule.html
3) 日本小児科学会が推奨する予防接種スケジュール
https://www.jpeds.or.jp/uploads/files/vaccine_schedule.pdf
4) 厚生労働省：定期接種実施要領．18　長期にわたり療養を必要とする疾病にかかった者等の定期接種の機会の確保．
https://www.mhlw.go.jp/bunya/kenkou/teiki-yobou/10.html

24 日常薬・感冒薬の使い方

POINT

- 医療的ケア児・者の在宅医療においては，高齢者よりも発熱などの頻度は高いが，一般に主介護者（母親など）のケアのスキルが高いため，主介護者への指示で初期対応が可能な場合も多い．
- そのため，基本的にすべての患者に対し，抗菌薬，去痰薬，鎮咳薬，整腸薬，解熱鎮痛薬といった日常薬・感冒薬をあらかじめ処方し，電話などで主介護者に服薬の指示ができるようにしている．
- ただし，内服の指示をした後こまめに患者の状態をフォローし，薬の服用を指示した場合は，2〜3 日後には必ず医師が電話等で状態を把握し，必要ならば臨時往診をすることが重要である．

A. 日常薬・感冒薬をあらかじめ処方しておく

高齢者の在宅医療と医療的ケア児・者の在宅医療の違いの 1 つに，患者の状態が変化した際の対応がある．医療的ケア児・者の在宅医療においては，母親など日常的に細やかなケアをしている人がそばにいて，その方から電話で患者の状態変化を知らされるということが高齢者に比べ多い．その主介護者は，発熱・嘔吐・酸素飽和度の低下・呼吸器のアラームへの対処などについても，医師の指示があれば適切な対応ができる場合がほとんどであるため，電話対応のみで済むことが多いのである．また医療的ケア児・者の場合は高齢者に比べ発熱・嘔吐をはじめとする状態変化の頻度が高く，臨時対応が必要となる場面が多い中，往診を行って処方せんを発行するとなると，在宅の場合，薬が届くのが翌日になったり週末の場合は翌週月曜以降となってしまうこともある．したがって医療的ケア児・者においては特に日常薬・感冒薬をあらかじめ処方し，医師の指示で即座に投薬を開始できるようにしておく．

これらの薬剤は，投与期間が定まっているものを除き原則として1週間分程度を初診時に処方し，切らさないように，定期の訪問診療の際に確認する．半年に1回程度は，古すぎるものやその時の体重に見合わない用量のものは処方しなおす．また，処方後に薬剤アレルギーなどが判明した場合は，ほかの薬剤に変更することも必要である．

B. あらかじめ処方しておく薬の実際

以下に当院で処方している薬を記載する（**表24-1**）．

表24-1 在宅における臨時薬

抗菌薬	第1選択	アジスロマイシン（ジスロマック®）	10 mg/kg 分1 3日分
	第2選択	トスフロキサシン（オゼックス®）	12 mg/kg 分2
去痰薬		カルボシステイン（ムコダイン®）	30 mg/kg 分2～3
		アンブロキソール（ムコソルバン®）	0.9 mg/kg 分2～3
鎮咳薬		チペピジンヒベンズ酸塩（アスベリン®）	3 mg/kg 分3
抗ヒスタミン薬		メキタジン（ゼスラン®）	0.12 mg/kg 分2
抗アレルギー薬		プランルカスト（オノン®）	7～10 mg/kg/日 分2
整腸薬		酪酸菌（ミヤBM®）	0.05～0.1 g/kg 分2～3
解熱鎮痛薬		アセトアミノフェン（アンヒバ®坐剤，カロナール®）	10～15 mg/kg 頓用 38.5℃以上で5～6時間あけて
鎮吐薬		ドンペリドン（ナウゼリン®坐剤）	1 mg/kg 頓用
経口補水薬		ソリタ®T配合顆粒3号	1包を白湯100 mLに溶解して使用
抗けいれん薬		ジアゼパム（ダイアップ®坐剤）	0.4～0.5 mg/kg/回
吸入薬		ブデソニド（パルミコート®吸入液0.25 mg）	1回1包吸入 1日1～4回
		プロカテロール（メプチン®吸入液ユニット0.3 mL）	1回1包吸入 1日1～4回
		生理食塩水	20 mL 1日1本 1回2～3 mLを吸入

(1) 抗菌薬の使い方

在宅医療を必要とする患者の多くは医療依存度が高く，感染症が短時間で重症化したり，急変したりする例を多く経験する．また，在宅で血液検査を行っても結果が出るまでに半〜1日かかり，その間に症状が急激に悪化することも多い．そのため，抗菌薬による治療は通常よりも早めに開始することが多い．

抗菌薬は気道感染で使用する頻度が高く，当院ではアジスロマイシンを第1選択にすることが多い．それぞれの基礎疾患に対して様々な薬剤を使用している場合が多いため，併用禁忌が少ないこと，投与期間が3日間と定まっていることなどから，在宅医療の現場では使用しやすい．第2選択はトスフロキサシンにしている．マイコプラズマ感染症や尿路感染にも有効で，幅広い抗菌スペクトルを有しているためである．

(2) 去痰薬の使い方

去痰薬は副作用が少ないので比較的幅広く感冒様症状に使用できる．分泌物が増えた・固くなって吸引しにくいといった訴えがある時に使用を指示する．去痰薬は，定期薬として日ごろから内服している患者もいるので，過去の処方歴も確認し，過剰投与にならないように注意する．

(3) 鎮咳薬の使い方

子どもの風邪では咳が出ることも多いが，咳は完全にとめる必要はなく症状を軽くするために使用する．気管切開をしている場合でも咳をすることはあるので，必要があれば使用を指示する．

(4) 抗ヒスタミン薬の使い方

鼻汁や鼻閉などの症状，分泌物の増加に対して，抗ヒスタミン薬を使用するが，当院では第2世代のメキタジンを使用している．一般に抗ヒスタミン薬は抗コリン作用を有するため，痰が粘調になりうるので注意する．第1世代のシプロヘプタジン（ペリアクチン®）などは，けいれんを誘発することがあり，けいれんの既往がある患者には使用しにくい．第2世代も慎重に使用すべきという意見もあるので，患者の状態に合わせてプランルカスト（オノン®）やモンテルカスト（キプレス®），スプラタストトシル（アイピーディ®）への変更を検討することも必要である．

(5) 抗アレルギー薬の使い方

けいれんを起こしやすいために抗ヒスタミン薬を使いにくい患者や乳児に

はプランルカスト（オノン®）を処方する．

(6) 整腸薬の使い方

下痢，便が出にくいといった訴えに対しては整腸薬を用いる．また抗菌薬の使用で下痢をする患者も多いので，その予防で服用を指示することもある．

(7) 解熱鎮痛薬の使い方

小児において，解熱鎮痛薬は基本的にアセトアミノフェンがよいとされている．わが国では比較的低用量で用いられているが，必要な場合には 15 mg/kg 程度使用した方がよい．特に鎮痛薬としては 10 mg/kg では効果を認めないが，15 mg/kg を 1 日 4～6 回程度使用することで効果が得られる場合が多い．解熱目的の場合は，成人と異なり基本的に頓用とする．38.5℃以上の発熱の際に使用する．頻度は一般に 6 時間以上あけるべきとされているが，用量同様頻度についても 4 時間おき程度まで増やしても問題はなく，より有効な印象である．

(8) 鎮吐薬の使い方

嘔吐している状態で用いるので，当然のことながら内服薬ではなく坐剤を処方しておく．ドンペリドン 1 mg/kg を目安に使用する．ドンペリドンで嘔吐が抑えられ，輸液に至らずに済むことはしばしば経験する．

(9) 経口補水薬の使い方

一般に，胃腸炎その他の感染症などで消化管機能が低下し脱水状態となった場合には，経口補水液 oral rehydration solution（ORS）を経口摂取させるが，経管栄養を行っている場合は注入が必要である．在宅医療の現場でよく用いられる ORS には，ソリタ® T 配合顆粒 3 号，ソリタ® T 配合顆粒 2 号がある．経管栄養を行っている脱水患者に対して，1 包を白湯 100 mL で溶解し一時的に栄養剤の代わりに注入したり，回復過程で普段の栄養剤をこれらで薄めたものを注入したりする（20 章参照）．他の薬とあわせて，あらかじめ処方しておくとよい．

(10) 抗けいれん薬の使い方

てんかんの既往がある患者はもちろん，18 トリソミーなどの染色体異常症でけいれんを起こす可能性のある患者には，抗けいれん薬としてジアゼパム（ダイアップ®）などもあらかじめ処方しておく．その際には，家族の不安に配慮した説明が必要で「子どもは熱を出すとけいれんを起こすことも多いので，念のために処方しておきます」などと説明をしておき，初めて使用する時には必ず医師に相談してもらう.

(11) 吸入薬の使い方

在宅医療を必要とする患者では，気管切開や人工呼吸管理を行っていることが多く，また，舌根沈下や喉頭軟化症など上気道狭窄を伴う場合，気道への唾液の垂れ込みが日常的に起きている場合が少なくない．このような患者では，軽微な気道感染を契機として，呼吸状態が急激に悪化することをよく経験する．もともと気道過敏性が強いことが背景にあると考えられ，たとえ明らかな喘息の病態でなくても β 刺激薬やステロイドの吸入がしばしば有効であるため，呼吸状態の悪化が見られたらすぐに対処できるようこれらの薬もあらかじめ処方しておく．このほか，気管切開をしている患者では生理食塩水 2〜3 mL を吸入することも痰の排出を促すのに有効である[1,2]ため，あわせて出しておくとよい.

C. 主介護者への指示後のフォロー

主介護者に電話でこれらの薬の使用を指示した場合は，原則として翌日，電話をかけて患者の状態をフォローし，必要なら臨時往診する．特に抗菌薬の内服を指示し，下痢その他の症状が見られた場合には，服用が終了するまで毎日経過を追う．翌日の電話で状態の安定が確認できた場合は，そこで電話でのフォローを終了する場合もあるが，症状が持続する場合には改善が確認できるまで 1 日おきに電話で経過を追跡し，服用の終了を指示する．電話での追跡は，多職種連携の ICT などにも記録を残しておく.

文献

1) Enuka Y et al：Epithelial sodium channels（ENaC）are uniformly distributed on motile cilia in the oviduct and the respiratory airways. Histochem Cell Biol. 2012 Mar；137（3）：339-53.

2) Ma W et al：Pore properties and pharmacological features of the P2X receptor channel in airway ciliated cells. J Physiol. 2006 Mar 15；571（Pt 3）：503-17.

25 カルテの書き方

POINT

- カルテは医師のメモでなく公文書であると心得る.
- カルテには医療的な記録という側面と，保険診療の根拠としての側面がある.
- チーム医療においてカルテは患者情報共有のための重要なツールであり，他の医師にわかりやすく，かつ短時間で読めるよう記載する必要がある.
- カルテには，保険診療の根拠として保険診療上決められたルールに従って記載しなければならない項目があり，それと保険請求とが 1 対 1 で対応する記載が望ましい.

A. カルテの意義

カルテには様々な意義がある．まずカルテは，何よりカルテを書いている医師のメモではなく，人に読んでもらうものである．主治医制を取っている医療機関では，カルテは未来の自分への伝言で，メモになっている場合も多いが，主治医制ではない場合は，それによって他の医師が診療を行うものであることを常に念頭におき，カルテを作成する必要がある．したがって，自分にしかわからない書き方や，読むのに苦労するものはカルテとしてふさわしくない．

論理的で簡潔で短時間で読めて，内容がスムーズに理解できることが重要なのだが，これが意外に難しい．現場で患者を診ながらカルテを書いていると，しばしば重要な情報を書き落としたり，自分にしかわからない書き方をしたりすることがよくある．

意外に記載漏れが多いのは，患者の ADL（定頸しているかや，寝返り・座位・立位・歩行の可否），体重，身長，使用している気管カニューレなどのサイズ（内径，外径，長さ）などである．また，複数の医療機関にかかっている場合は，それぞれの医療機関で処方されている定期内服の薬の内容，気管カニューレや胃瘻の交換を病院で行っている場合は，使用しているデバイスの種類や交換の日取りなどの情報も記載を忘れがちなので注意が必要である．

また人工呼吸器や排痰補助装置などに関して，カルテに記載してある設定と実際の設定が合っているかは毎回確認すべきである．日々の診療の中では，眼の前の患者の状況や家族の訴えへの対応に時間をかけてしまい，忘れがちな点であるが，毎回確認してカルテに正確な記載をすべきである．

また，大病院等で勤務しているとあまり意識することはないかもしれないが，わが国においてカルテは，医師が記録する診療上の記録という側面のみではなく，診療の保険請求の根拠となる公文書的な側面をもっている．わが国では多くの診療が社会保険ないし国民保険の仕組みによって行われるため，保険請求の際には定められた報酬・コスト・処方管理などの記載が必要であるが，その記載と医学的な診療内容とが1対1で対応するように記載してあることが，保険請求上でいうところの適切なカルテの記載となる．さらにカルテは，訴訟・事故の際の法的根拠になることも忘れてはならない．そのために，いつも事故に備えた記載を心掛ける．

B. 初診時のカルテ記載

4章を参照

C. 日常カルテ記載

以下，SOAP方式でカルテを記載する方法を例に解説する．

論理的なカルテとは，①Subjective：なぜその診療が行われたのか，定期か臨時か，臨時ならなぜ臨時の診療を行ったか，患者の主訴は何か，②Objective：主訴を契機に行った診療で，身体所見，検査所見でどのような客観的問題があったのか，③Assessment：その結果，今，患者に何が起こっているのか，緊急性が高いのか，高くないのか，④Plan：その医学的判断に基づきどのような対応をしたのか，そして以後，どう対応するのかが，流れるように上から読んで理解できるカルテである．カルテを記載したあと，頭を白紙にし，上記を念頭において，他の医師の立場にたって，自分のカルテを再読することを勧める．

カルテの記載内容の詳細を**表25-1**に示す．ここで例示するカルテでは，左に診療内容を，右に保険請求関連のことを記載する形式になっている．当院では診察のあった翌日，事務職員が両方の記載が揃っているかを確認し，医学的内容の記載に漏れがあった場合は，医師に記載を依頼するようにしているが，このような形式になっていると，右欄に記載のある事項について左欄で実際に医療行為がなされたという記録があるかの確認がしやすい．

D. 保険診療における管理料請求で記載義務のある項目

以下の事項に関して記載する．過去からコピーアンドペーストをしても，内容が最新のものになっているか必ず確認をする．項目と記載例を示す（**表25-2**）．なお，保険診療上は「訪問診療」と「往診」は異なる．「訪問診療」とは，あらかじめ計画を立てて患者宅を訪問して診療することであり，「往診」とは患者の求めに応じて臨時で訪問して診療することを言う．

表25-2　保険診療における管理料請求に伴い記載が義務付けられている項目

いつ記載するか	実際に行った医療行為や説明として右欄に記載する項目
定期の訪問診療の際（臨時往診を除き毎回）	在宅患者訪問診療料
月2回目の定期訪問診療の際（適用のある患者に対して）	在宅時医学総合管理料
月1回目の定期訪問診療の際（適用のある患者に対して）	在宅人工呼吸器指導管理料
	在宅排痰補助装置加算
	在宅酸素療法指導管理料
	在宅小児経管栄養法指導管理料
	在宅気管切開患者指導管理料
	在宅自己導尿指導管理料
	在宅中心静脈栄養法指導管理料
実施したとき	検査
	臨時薬処方

氏名：青空はるたか
生誕：〇〇年〇月〇日　　男
電話：
住所：
保険：

日付	
	症状・経過
S	<患者の主観的情報> ・診察した医師名：必ず保険医の名前を記す．研修医の場合は院長名も列記 ・場所，診療時間，定期の訪問診療か臨時往診か，主訴，臨時往診の場合はその理由 ・患者や家族の訴え：そのまま記載するのではなく，他の医師に伝えるべきもののみを簡潔に記載 ・入院などしていた場合は，その間の経過　など
O	<診察・検査，処置などから得られた客観的情報> ・体重，身長 ・血圧，SpO_2，心拍数．呼吸器の有無，必要に応じて $EtCO_2$，HOT 酸素流量，または RA（Room Air），酸素の投与法（鼻カニューレ，マスクなど） ・ADL：定頸，寝返り，座位，立位，歩行の有無，経口摂取可能か，表情，発声，発語 ・カニューレ交換*：誰が実施したか，出血，肉芽の状態，気管切開孔の状態，古いカニューレの状態（閉塞していないか，痰がついていないかなど），カニューレの種類，サイズ ・胃瘻交換*：誰が実施したか，逆流法かガイドワイヤー法か，胃瘻の種類，サイズ，固定水の量
A	<評価と考察，診断> ・問題が起こっている場合は，その原因と診断について記載 ・家族の理解や訪問看護師や多職種との連携の状況についても記載
P	<治療方針，患者家族への説明・指導> ・検査：検査項目と理由を記載 例）尿検査：尿路感染を繰り返しており再燃の可能性があるので 例）終末呼気炭酸ガス検査：気管切開をしており，呼吸不全を評価するため ・当日～次の診療日には必ず検査の評価を記載 例）前回の尿検査評価：WBC 軽度増多　経過観察　次次回再検 ・予防接種：接種部位，接種量，ロットナンバー，有効期限，リドカイン・プロピトカイン配合クリームの使用の有無を記載 ・シナジス：接種部位，接種量，ロットナンバー，有効期限，体重，リドカイン・プロピトカイン配合クリームの使用の有無を記載 ・点滴注射：投与した薬剤量などを細かく記載 例）①生食 50 mL＋ロセフィン 0.7 g＋ソル・コーテフ 40 mg ②ソルラクト D 500 mL＋ソル・メドロール 40 mg 40 mL/時で，終了後，母にヘパリンロック依頼 ・定期処方を変更した時や，臨時処方の時は，必ず処方理由を明記する ・常備薬，日常薬を処方する場合も，その薬に適した症状を記載する 「症状に合わせて使用」「常備薬」「置き薬」などの記載はしない 例）気管支炎　咳，鼻水，痰，下痢，嘔吐　胃腸炎も併発

	症状・経過
S	
O	
A	
P	

＊P の欄に記載してもよい．

ルテ記載内容

	処置・行為
基本診療	・表2を参照に，在宅患者訪問指導料ほか，基本診療として算定するものを記載 ・予防接種についてはここに記載しておく
検査	・検査項目とオーダー内容を記載
処置	・気管カニューレ交換，胃瘻交換，尿道カテーテル交換などについて記載 ・気管カニューレは，メーカー，サイズ（内径，外径，長さ），カフ（有無，エアーの量），吸引チューブの有無などについても記載 ・胃瘻も，メーカー，サイズ，固定水の量などについて記載
処方	・処方を記載 ・原則として月の最初の訪問時に30日分を処方する
注射	・点滴，パリビズマブ（シナジス®）など ・予防接種は保険診療外となるため含まない ・点滴注射を行った場合，使用したバイアルやアンプルの数を整数で記載．0.5Vなどの記載はしない

	処置・行為
基本診療	
検査	
処置	
処方	

(1) 訪問診療の際に毎回記載

〈在宅患者訪問診療料〉

実際に行った医療行為や説明として左欄には，訪問診療の計画・指導及び説明の要点を記載．

例：「月 2 回の定期訪問診療．必要に応じて臨時往診．状態悪化時には連絡するよう指導」

(2) 月 2 回目の訪問診療の際に記載

〈在宅時医学総合管理料〉

左欄には在宅医療計画及び説明の要点を記載．

例：「人工呼吸器，気管切開，経管栄養，中心静脈栄養，自己導尿，排痰補助装置（これら等から実際に行っている管理を選んで記載）について月 2 回の訪問診療で管理を行う．その他に必要に応じて臨時往診を行う」

(3) 月 1 回目の訪問診療の際，適用のある患者に対して記載

〈在宅人工呼吸器指導管理料〉

左欄には指導管理の要点（呼吸器の機種条件，アラーム設定，加湿器の設定など）を記載．

〈在宅排痰補助装置加算〉

左欄には指導管理の要点（排痰補助装置の機種，条件，回数，注意点など）を記載．

〈在宅酸素療法指導管理料〉

左欄には指示した根拠，指示事項（方法，注意点，緊急時の措置含む），指導内容の要点を記載．

例：「SpO_2＜90％で HOT 1L 使用．100％にならないように調整」

〈在宅小児経管栄養法指導管理料〉

左欄には指示した根拠，指示事項（方法，注意点，緊急時の措置含む），指導内容の要点（胃瘻か経鼻胃管か ED チューブか，チューブの太さ，栄養の内容など）を記載．

〈在宅気管切開患者指導管理料〉

左欄には指示した根拠，指示事項（方法，注意点，緊急時の措置含む），指導内容の要点（気管カニューレの種類，交換頻度，Y ガーゼの有無，バンドの種類など）について記載．「事故抜去，閉塞に注意」の一言を入れる．

〈在宅自己導尿指導管理料〉

左欄には指示した根拠，指示事項（方法，注意点，緊急時の措置含む），指導内容の要点（導尿の回数，使用しているカテーテルの種類はネラトン®かセフティカテ®かなど）について記載．

〈在宅中心静脈栄養法指導管理料〉

左欄には指示した根拠，指示事項（方法，注意点，緊急時の措置含む），指導内容の要点（中心静脈カテーテルの種類はブロビアック®かポートか，ラインの交換頻度，ポートの差し替え頻度，輸液の内容）などについて記載．

(4) 実施した時に記載

〈検査〉

左欄には，必要性や実施の根拠，結果及び結果の評価について記載．

例：「呼吸終末炭酸ガス濃度．気管切開しているので測定．異常なし」

〈臨時薬処方〉

左欄には臨時で処方した薬剤と，処方した理由について記載．

例：「感冒で鎮咳薬など処方」「気管支炎で抗菌薬を処方」

26 訪問看護指示書の書き方

POINT

- 訪問看護指示書の書き方を理解するには訪問看護の仕組みの理解が前提となる．
- 40 歳未満の人への訪問看護は，すべて医療保険に基づいたものとなる（自費を除く）．
- 40 歳以上になると，疾患によっては介護保険による訪問看護が可能となる．
- 介護保険と医療保険どちらも使える状況では，原則として介護保険が優先的に利用される．
- 訪問リハビリテーションも，訪問看護ステーションに依頼する場合は，訪問看護と同じ枠組みで実施されるため，訪問看護指示書で依頼することになる．
- 医療機関が直接訪問リハビリテーションを行う場合は，月に 1 回当該医療機関の医師が訪問診療を行う必要がある．
- 現在用いられている訪問看護指示書は，介護保険に基づく訪問看護のための様式となっており，若年者や小児の在宅医療では使い勝手が悪い．
- 今後，若年者や小児のための訪問看護指示書が一般化されることが望まれる．

A. 訪問看護の制度と仕組み

訪問看護指示書を記載するには，訪問看護の制度を理解しておく必要がある．訪問看護には，「訪問看護ステーションからの訪問看護」と「診療所や病院からの訪問看護」という看護師が所属する医療機関によって分類でき，また「介護保険による訪問看護」と「医療保険による訪問看護」という使う制度によっても分類できる.

訪問看護を利用する，すなわち訪問看護指示書を作成する際には，まず介護保険による訪問看護か医療保険による訪問看護かを確認する．どちらも使える状況では介護保険が優先される．小児など介護保険が適用とならない患者への訪問看護は当然医療保険を利用したものとなるが，現在の訪問看護は介護保険制度と足並みをそろえる形で整備されてきた経緯があるため，介護保険の仕組みは理解しておく必要がある.

(1) 介護保険の適用条件

- 40 歳以上であること（40 歳未満は介護保険を使用できない）.
- 40 歳以上 65 歳未満の場合，16 特定疾病（**表 26-1**）により要介護・要支援の認定を受けていること（介護保険の第 2 号被保険者と呼ばれる）.
- 65 歳以上の場合，疾病にかかわらず，要介護・要支援の認定を受けていること.

介護保険による訪問看護の場合，その回数や時間はケアマネジャーが作成するケアプランによって規定される.

表 26-1　介護保険で第 2 号被保険者となる 16 特定疾病

1. がん（医師が一般に認められている医学的知見に基づき回復の見込みがない状態に至ったと判断したものに限る）
2. 関節リウマチ
3. 筋萎縮性側索硬化症
4. 後縦靭帯骨化症
5. 骨折を伴う骨粗鬆症
6. 初老期における認知症
7. 進行性核上性麻痺，大脳皮質基底核変性症及びパーキンソン病
8. 脊髄小脳変性症
9. 脊柱管狭窄症
10. 早老症
11. 多系統萎縮症
12. 糖尿病性神経障害，糖尿病性腎症及び糖尿病性網膜症
13. 脳血管疾患
14. 閉塞性動脈硬化症
15. 慢性閉塞性肺疾患
16. 両側の膝関節又は股関節に著しい変形を伴う変形性関節症

(2) 医療保険で訪問看護を利用する条件（表 26-2，3）

介護保険の対象であっても医療保険での訪問看護が利用できるのは，別表7（正式には厚生労働大臣が定める疾病等特別掲載料の施設基準等別表七）（**表**

26-2），もしくは別表8（正式には厚生労働大臣が定める疾病等特掲診療料の施設基準等別表第八）（**表 26-3**）に該当する患者，もしくは，医師から特別訪問看護指示書が出された患者である．

上記の条件にあてはまる場合，週4日以上の訪問や最大3か所の訪問看護ステーションの利用が可能である．1日に複数回の訪問も可能となる．別表8の場合，特別管理加算が請求できる．

特別訪問看護指示書は，訪問看護指示書が出されている患者で，急に病状が悪くなった時や終末期，退院直後など，頻回の訪問看護が必要であると主治医が認めた場合に受けられる．特別訪問看護指示書は，訪問看護指示書を発行した医師が発行する．原則として14日間以内，月1回までとされているが，気管カニューレを使用している人，あるいは真皮を越える褥瘡のある人は月2回まで発行が可能で，月2回出されれば月28日，つまりほぼ毎日，医療保険を利用して訪問看護が受けられる．

介護保険の対象とならない患者は医療保険による訪問看護を利用するために特別訪問看護指示書を発行する必要はない．ただし，訪問看護指示書に状態悪化時には訪問回数を増やすよう記載しておいた方がよいだろう．

表 26-2　厚生労働大臣が定める疾病等特別掲載料の施設基準等　別表七

1. 末期の悪性腫瘍	11. プリオン病
2. 多発性硬化症	12. 亜急性硬化性全脳炎
3. 重症筋無力症	13. ライソゾーム病
4. スモン	14. 副腎白質ジストロフィー
5. 筋萎縮性側索硬化症	15. 脊髄性筋萎縮症
6. 脊髄小脳変性症	16. 球脊髄性筋萎縮症
7. ハンチントン病	17. 慢性炎症性脱髄性多発神経炎
8. 進行性筋ジストロフィー症	18. 後天性免疫不全症候群
9. パーキンソン病疾患（進行性核上性麻痺，大脳皮質基底核変性症及びパーキンソン病（ホーエン・ヤールの重症度分類がステージ3以上であって，生活機能障害度がⅡ度又はⅢ度のものに限る））	19. 頚髄損傷
10. 多系統萎縮症（線条体黒質変性症，オリーブ橋小脳萎縮症及びシャイ・ドレーガー症候群）	20. 人工呼吸器を使用している状態

表 26-3　厚生労働大臣が定める疾病等特掲診療料の施設基準等　別表八

一　在宅悪性腫瘍患者指導管理若しくは在宅気管切開患者指導管理を受けている状態にある者又は気管カニューレ若しくは留置カテーテルを使用している状態にある者
二　在宅自己腹膜灌流指導管理，在宅血液透析指導管理，在宅酸素療法指導管理，在宅中心静脈栄養法指導管理，在宅成分栄養経管栄養法指導管理，在宅自己導尿指導管理，在宅人工呼吸指導管理，在宅持続陽圧呼吸療法指導管理，在宅自己疼痛管理指導管理又は在宅肺高血圧症患者指導管理を受けている状態にある者
三　人工肛門又は人工膀胱を設置している状態にある者
四　真皮を越える褥瘡の状態にある者
五　在宅患者訪問点滴注射管理指導料を算定している者

B. 医療保険の訪問看護の制限と仕組み

医療的ケア児・者は，現在のところまだ若年層が中心であることもあり，訪問看護は医療保険を利用する場合が多い．医師の訪問診療に契約は必要ないが，訪問看護は主治医から指示書が発行され，訪問看護に関する取り決めが書かれている「重要事項説明書」をもとに家族に説明の上，契約を交わしてから開始になる．

- 医療保険による訪問看護は，通常は週 3 回 1 日 1 回まで，時間は 30 分～90 分未満だが，90 分を超える依頼があった場合には，訪問看護ステーションが独自に設定した延長料金を自費で請求することもできる．
- 別表 8 に該当する患者と特別訪問看護指示書が出された患者は，週 1 回 90 分以上の長時間訪問看護が受けられる．長時間訪問看護を請求すると自費の延長料金の請求はできない．
- 15 歳未満の超重症児，準超重症児（1 章参照）は週 3 回まで長時間加算の請求が可能である．
- 別表 7，別表 8 に該当し，週 4 日以上の訪問看護が計画されていると，1 か月に 2 か所の訪問看護ステーションが利用できる．さらに，週に 7 日の訪問が計画されていれば 3 か所の訪問看護ステーションが利用できる．
- 特別訪問看護指示書に基づき週 4 日以上の訪問看護が計画されていると，1 か月に 2 か所の訪問看護ステーションが利用できる．
- 3 歳未満の乳幼児，3 歳～6 歳未満の幼児の訪問看護には加算がつく．
- 訪問看護の夜間，早朝の対応には 24 時間対応体制加算（6,400 円/月）がある．

- 同日に2つのステーションの訪問は算定できない.
- 診療所などの医療機関からの訪問看護と訪問看護ステーションからの訪問看護は，同一法人など特別な関係にある訪問看護ステーションではない，同月に訪問看護指示書が発行されていない（指示書の発行は通常は6か月ごと）といった条件を満たせば併用可能である.
- 別表7，8に該当する患者であれば，同一法人など特別な関係にある訪問看護ステーションと診療所の訪問看護が併用可能になる.

C. 訪問看護指示書の書き方

介護保険と医療保険どちらの保険制度を利用する場合でも，訪問看護指示書が必要である．訪問看護指示書の有効期限は発行から6か月だが，毎月1回発行してもよい.

訪問看護指示書および特別訪問看護指示書は以下のような書式で記載することが多い（図26-1，2）.

これまで述べたような仕組みや，制度を理解したうえで訪問看護指示書を作成する.

原則として6か月ごとの発行になるが，患者の状態が変わった場合や，人工呼吸器が導入された，排痰補助装置が導入された，気管カニューレが不要になったなど医療デバイスが変更された場合には内容を変更する.

D. 訪問リハビリテーションとその指示書の書き方

医療的ケア児・者の在宅生活を支え発達を促す支援において，リハビリテーションは非常に大きな役割を果たす．訪問看護ステーションからは理学療法士らによる訪問リハビリテーションを行うことも可能である．この場合，訪問リハビリテーションは訪問看護と同じ枠組みで実施されるため，訪問看護指示書で依頼できる．訪問リハビリテーション指示書の書式もあるが，訪問看護指示書で看護とリハビリテーション両方の指示をまとめて出すことができる上，リハビリテーションのみの利用の場合でも，訪問看護指示書にリハビリテーションの内容を重点的に記載すればよいため，もっぱら訪問看護指示書を用いている.

(別紙様式16)

訪　問　看　護　指　示　書
在宅患者訪問点滴注射指示書

※該当する指示書を○で囲むこと

訪問看護指示期間（令和○年○月○日　～　令和○年○月○日）
点滴注射指示期間（令和　年　月　日～令和　年　月　日）

患者氏名	○○○○	生年月日	明・大・昭・平 ○年○月○日（○歳）
患者住所	○○区○○町○－○－○　電話（○○）○○-○○○		
主たる傷病名	(1)低酸素性虚血性脳症　(2)てんかん　(3)		
現在の状況（該当項目に○等）病状・治療状態	寝たきり 気管切開 夜間人工呼吸器 日中は人工鼻 発語なし 重症度スコア：呼吸器10点＋気管切開8点＋経管栄養(胃瘻)5点＋吸引1日6回以上3点 合計26点 超重症児		
投与中の薬剤の用量・用法	1. ムコダイン　2. ムコソルバン 3. フェノバール　4. デパケン 5.　6.		
日常生活自立度 寝たきり度	J1 J2 A1 A2 B1 B2 C1 C2		
日常生活自立度 認知症の状況	I IIa IIb IIIa IIIb IV M		
要介護認定の状況	要支援　要介護（1 2 3 4 5）		
褥瘡の深さ	NPUAP分類(★)　III度　IV度　DESIGN分類(☆)　D3　D4　D5		
装着・使用医療機器等	1. 自動腹膜灌流装置　2. 透析液供給装置　③ 酸素療法（0～5ℓ/min） ④ 吸引器　5. 中心静脈栄養　6. 輸液ポンプ ⑦ 経管栄養（経鼻・胃瘻：サイズ 14Fr 2.0mm 60日に1回交換） 8. 留置カテーテル（サイズ　，　日に1回交換） ⑨ 人工呼吸器（陽圧式・陰圧式：設定 PC-SIMV 5/12 Ti0.8 PS6） ⑩ 気管カニューレ（サイズ 4.5PED）　11. ドレーン（部位：　） 12. 人工肛門　13. 人工膀胱　14. その他（　）		

留意事項及び指示事項
I　療養生活指導上の留意事項
　呼吸器ケアをしっかり行い，気道感染を予防し，できるだけ入院しないで生活する
II　1. リハビリテーション
　ポジショニング，ROM，呼吸器ケア
　2. 褥瘡の処置等
　予防に留意
　3. 装着・使用医療機器等の操作援助・管理
　積極的に加湿器を使用
　4. その他
　けいれん発作が10分以上続くか，$SpO_2 < 90$の発作が5分以上続く場合は，ダイアップ使用

在宅患者訪問点滴注射に関する指示（投与薬剤・投与量・投与方法等）
　必要時に実施

緊急時の連絡先
不在時の対応法　　当院で24時間対応します

特記すべき留意事項（注：薬の相互作用・副作用についての留意点，薬物アレルギーの既往，定期巡回・随時対応型訪問介護看護および複合型サービス利用時の留意事項等があれば記載して下さい）
　○○区の在宅レスパイトを行って下さい．状態悪化時は医師の指示に従い訪問回数を増やして対応して下さい．

他の訪問看護ステーションへの指示
　（無　有：指定訪問看護ステーション名　○○ステーション）

たんの吸引等実施のための訪問介護事業所への指示
　（無　有：指定訪問介護事業所名　○○事業所）

上記のとおり，指示いたします。　　令和○年○月○日

医療機関名　○○クリニック
住　　所　○○区○○町○-○-○
電　　話　○○-○○○-○○○○
（FAX）　○○-○○○-○○○○
医師氏名　○○ ○○　印

事業所　訪問看護ステーション○○　　○○ ○○　殿

図 26-1　訪問看護指示書記載例

（別紙様式18）

特別訪問看護指示書
在宅患者訪問点滴注射指示書

※該当する指示書を○で囲むこと

特別看護指示期間　（令和　年　月　日　～　年　月　日）
点滴注射指示期間　（令和　○年○月○日　～　○年○月○日）

患者氏名 ○○　○○	生年月日　明・大・昭・㊖　年　月　日 （　○歳）
病状・主訴： 発熱，CRP 上昇，消化吸収障害 一時的に訪問看護が頻回に必要な理由： 点滴の実施	
留意事項及び指示事項（注：点滴注射薬の相互作用・副作用についての留意点があれば記載して下さい.） 全身状態の評価　呼吸器リハビリの実施	
点滴注射指示内容（投与薬剤・投与量・投与方法等） 生理食塩水 50mL＋ロセフィン 1g　全開で点滴 ソルラクトD　500mL ＋ソルデム 3A　500mL　40mL/時 ヘパリンロックあり	
緊急時の連絡先等 当院で 24 時間対応します	

上記のとおり，指示いたします.

令和○年○月○日

医療機関名　○○クリニック
電　　話　○○-○○○-○○○○
（FAX）　○○-○○○-○○○○
医師氏名　○○　○○　㊞

事業所　訪問看護ステーション○○　　○○　○○　殿

図 26-2　特別訪問看護指示書記載例

なお，医療保険を用いて医療機関が直接訪問リハビリテーションを行う場合は，月に 1 度，当該医療機関の医師が訪問診療を行う必要がある.

コラム6　訪問看護の歴史

訪問看護は1900年前後に始まった派出看護がもとであるといわれている．派出看護とは，訓練を受けた看護婦が患家と契約を結んで病院や患者の自宅において看護を提供することであった．1884年に有志共立東京病院（現在の東京慈恵会医科大学）が上流階級家庭を対象に始めたとされる．その後1891年に鈴木雅が慈善看護婦会（後の東京看護婦会）を創設，困窮者へ無料で派出看護を行った．1894年の日清戦争後，戦争により急性伝染病が蔓延したことや，戦時の活動により看護婦の存在が世間に認知されたことにより，派出看護婦の需要が高まった．高度成長期を迎えると，平均寿命の延長，核家族化の進行，それらに伴う一人暮らしの高齢者の増加，寝たきり高齢者の増加などが社会問題となった．それを受けて在宅患者への継続看護の一環として，1970年ごろから病院・診療所，自治体からの訪問看護が行われるようになった．1982年に老人保健法が成立し，退院患者への継続看護・指導料が適用されるようになった．1990年には社会福祉8法が改正され，在宅福祉サービスの積極的推進，社会福祉事業法改正による社会福祉事業への追加，在宅福祉サービスと施設福祉サービスの市町村への一元化，市町村及び都道府県老人保健福祉計画の策定が義務化された．1991年の老人保健法改正では老人訪問看護制度が創設．1994年の健康保険法改正では在宅医療の位置づけが明文化され，それまで高齢者が対象であった訪問看護は，在宅で医療・療養を受けるすべての人を対象とするものへと変わった．2000年に介護保険法が成立し，訪問看護ステーションが明文化された．このころから病院における患者の在院日数の短縮化の流れが起こり，人工呼吸療法や中心静脈栄養法といった本来病院で行うべき医療処置を自宅で行う在宅患者が増加し，訪問看護の需要は一層増している．

27 災害時の対応

POINT

- 日常的に医療機器を必要とする医療的ケア児・者の災害時の対応に関しては，自宅にいると危険であるような状況を除いて，自宅待機を基本方針とする．
- 過去の大規模災害の教訓から，ライフラインの回復までは３日程度を要すると考えられる．
- 発災後，３日間自宅でもちこたえられるよう日ごろから備えておくことが，医療的ケア児・者の災害対策においては，非常に大きなポイントとなる．
- 対策としては，電源問題が一番大きなポイントとなる．

A. 基本方針

医療的ケア児・者の災害時の対応に関しては，従来，1つの方針として病院に行くことが推奨されてきた．しかし2016年の熊本地震の際は，高度医療機関が機能停止するという想定外の事態が起こった．熊本での高度医療機関の機能停止は，建物の損壊というより水回りの損壊による影響が大きかったのであるが，その他の地域においても災害発生時，想定外に医療機関がその機能を停止することは十分に考えられる．また，機能停止しなかった病院には，救急患者以外にも機能停止した病院からの患者搬送等が相次ぎ，極端な負荷がかかるため，状態の安定している在宅患者の受け入れは困難となる可能性が高い．したがって，大規模災害時に医療機関に避難することを前提に医療的ケア児・者の災害対策を考えるのは，必ずしも適切ではない．

なお，過去の災害の教訓から，ライフラインの回復までは3日程度を要すると考えた方がよい．医療的ケア児・者は日常的に医療機器を必要とするため，その3日間のライフラインの確保，特に電源の問題が災害対策においては非常に大きなポイントとなる．

B. 緊急時の対応

(1) スタッフ対応

スタッフ同士の連絡に関しては，携帯電話が使えないことが予想されるので，緊急用にも使えるICTネットワークを診療所内で構築しておくとよい．専用のネットワークをもたない場合は，LINEなどを用いての情報交換が用いられるが，個人情報保護の観点からMCS（メディカルケアステーション）やSlackが有用である．

職員は大規模災害が発生した時点において直ちにそれらの連絡システムを確認し，自分の取るべき行動を確認する．院長・事務長以上の管理職は，大規模災害発生時には可能な限り出勤し，状況の把握と指揮を行う．普段使っている連絡システムでないと非常用に機能しないので，普段使用するシステムの中に災害時に使用できる仕組みを組み込んでおくことが重要である．

(2) 患者の安全確認

まず最初にすべきことは，患者の安全確認である．患者の安全確認にもICTを用いたネットワークが有用である．安全であると連絡が入った患者を確認し，まだ連絡の取れていない患者のリストを作成し，状況の把握に努める．

(3) 災害対策本部との連携

現在，厚生労働省により小児周産期災害リエゾン体制の構築が進められており，大規模災害発生時には，各都道府県庁の災害対策本部内，あるいは拠点病院内等に「小児周産期医療調整本部（案）」が設置される見込みである．したがって，医療的ケア児・者の在宅医療を担う医療機関としては，発災時に小児周産期医療調整本部に連絡を取り，連携しつつ活動を行っていくべきと考える．

ただし災害時は一般に，公的な支援体制の構築には時間がかかるので，それまでの間は特に，自分たちの患者は自分たちが守るという姿勢で臨むことも重要である．

(4) 患者への連絡

患者に対しては，基本的には，電源確保のためや不安だからという理由だけで入院することは難しい状況であることを理解してもらい，病院に避難せず自宅で待機してもらうように指示をする．エレベーターが止まる，道路が渋滞するなどで移動も通常以上に困難になることが予想され，現在いる場所に差し迫った危険がなければ，動かないという判断がより良いと思われる．

状態が悪化した，あるいは怪我をした患者等への対応については，通常の対応に準じて患者のかかりつけ病院に連絡を取り，救急受診を依頼する．ただし，電話も通じない，移動も困難な状況では，臨時往診などの個別対応が必要となる可能性もある．

C. その後の対応

患者の安全確認が取れたら，その後のライフラインの回復や周辺状況と共に，本人の状態をフォローしていく．これまでの報告によると，災害から約3日間は患者・家族も支援者も興奮状態にあり，あまり大きな体調変化がないとされており，体調の変化はそれ以降にみられると予想して関わるべきである[1)]．

院内の体制は，通常業務にはまだ戻れなくとも，家族の支援や理解が得られ，自宅の状況などからも出勤可能となった職員から出勤を再開し，院内の整理，患者情報の整理，患者のフォローを行っていく．

災害から約1週間が経過する頃には，ライフラインの問題はほぼ回復し，エレベーター等も復旧していると予想される．この時期を目安に，気がかりな患者から訪問診療の再開を検討していく．ただ，交通やインフラの復旧状況は災害の程度により異なると思われるので，適宜，院内の災害対策委員会で判断・指示していくことが必要と思われる．

D. 日ごろの備え

日ごろからライフラインが回復するまでの3日間を自宅で過ごせるだけの備えをしておくことが必要となる．

(1) 電源の確保

ライフラインの中で医療的ケア児・者に最も重要なものが電源確保である．現在，災害時・緊急時用の電源として購入されることが多いのは発電機であるが，2016年熊本地震や2018年北海道胆振東部地震の際は，使われた例こそあったものの，一般家庭において広く使われることはなかった．熊本地震においては「押入れにしまっていて出せなかった」「使い方がわからなかった」「燃料が確保できなかった」などの理由であまり使われなかった．

現在東京都が購入を推奨しているホンダのエネポ®(希望小売価格11万円)という発電機はカセットボンベを燃料とするが，1時間に約2本のボンベを必要とするので3日間の燃料となると膨大な数のボンベが必要となる．またカセットボンベの耐用年数は一般に数年とされており，定期的に入れ替える必要があるうえ，その操作も日ごろから慣れていない場合にはやや煩雑である．また，10℃以下の気温で使用を控えるとされているが，発電により一酸化炭素が生じるので屋外でしか使用できず，屋内の患者のいる場所までケーブルが必要となる．さらに，発電機による電気は直流であるため，人工呼吸器や加湿加湿器につなぐためにはインバータも必要となり，ただでさえ使い慣れない機器を緊急時に使うことのハードルはさらに高くなる．上記を考え合わせると，緊急用の電源として燃料発電機はそれほど実用的ではないと考えられる．

現時点で患者家族にお勧めしている電源は，家庭用ポータブル蓄電池（エレメイク® など）である．家庭用コンセントから充電可能かつ人工呼吸器と加温・加湿器にそのまま接続できるインバータ内臓のものが発売されている．それを外出の際などに普段から実際に使用するようにしておく．日ごろから使っていれば，緊急時に使い方がわからないということもない．

呼吸器の消費電力によっては，蓄電池の充電に必要な時間より電気を供給できる時間が短い可能性があるため，蓄電池は複数個購入しておき，停電時は車を用いてそれらを交互に充電する．最近では，災害時などに電源として用いることを想定し，家電に対応したコンセントを装備できる車もあるが，一般の車の場合，車のシガーソケットにつなげるコンセントケーブルが数千円で購入できるので平時から用意しておくとよい．ハイブリッド車はバッテリーとガソリンを満タンにしておけば車種によっては最大で一般家庭10日分の電気の供給が可能といわれているため，災害時の電源確保という観点からは，車はできればハイブリッド車がよい．普通の車でも常に車のガソリンは満タンにしておくように心がける．さらに可能であれば，緊急時に車を電源として利用させてもらえないか自治会等を通じて近隣の方に協力を依頼しておくとよい．

(2) 水の確保

医療的ケア児・者の在宅生活において，通常と比べて特に多くの水が必要であるわけではない．また，それも通常の水道水レベルの水でよい．したがって，水の確保に関しては，普段からペットボトル等で水の備蓄に努めるよう患者家族に指導する．大人 2 人，子ども 2 人の家庭で 1 日に必要な飲料水の目安は，約 10〜11 リットルである．

人工呼吸器の加温加湿器にも水が必要で，通常は精製水や蒸留水を使用するが，緊急時にそれらが手に入らなければ，水道水やペットボトルの水でも使用に耐えうる．

(3) 食料の確保

経管栄養の患者については，災害時に備える意味からも，普段から 2 週間分の栄養剤が手元にあるようにしてもらう．

文献

1) 田中総一郎ほか：重症児者の防災ハンドブック増補版—3.11 を生きぬいた重い障がいのある子どもたち．クリエイツかもがわ，2015.

28 針刺し事故対応

POINT

- 針刺し事故はほとんどすべてがリキャップにより生じる．手でキャップを持つリキャップを絶対にしないことの徹底が予防の第一である．
- 事故が起こったとき，被事故職員には事故対応を最優先にして専念させる．管理職は診療を他の医師・看護師が引き継げるようにマネジメントする．

A. 日中に針刺し事故が発生した場合

- 傷口から血液を絞り出し，流水で洗い流す．
- 被事故職員はその場を離れず，現場でただちに管理職に連絡する．
- 管理職は事業所の管理者に連絡する．
- 労災保険指定医療機関であれば，事務職員が労災対応用カルテを作成する．
- 自院が労災保険指定医療機関ではない場合は，後日，指定を受けている医療機関を受診させる．
- 被事故職員をすぐに業務から解放し，当面事故対応に専念させる．
  事故対応をすべての業務に優先させることを原則とする．
- 医師あるいは管理職医師が針刺し事故を起こした場合も同様の対応とする．

(1) 患者の血液情報を収集

- 患者からの血液採取に協力してもらう可能性があるため，被事故職員は現場を離れず，その場で診療所（訪問看護ステーション）と連絡を取り，現場でできることを完了する．
- 患者の過去の感染症スクリーニング検査データ（HBs 抗原，HCV 抗体，HIV 抗体または抗原）を確認する．
  データが不明な場合は患者から採血を行う．
  感染症スクリーニング検査後に当該患者が輸血を受けていれば，再度採血

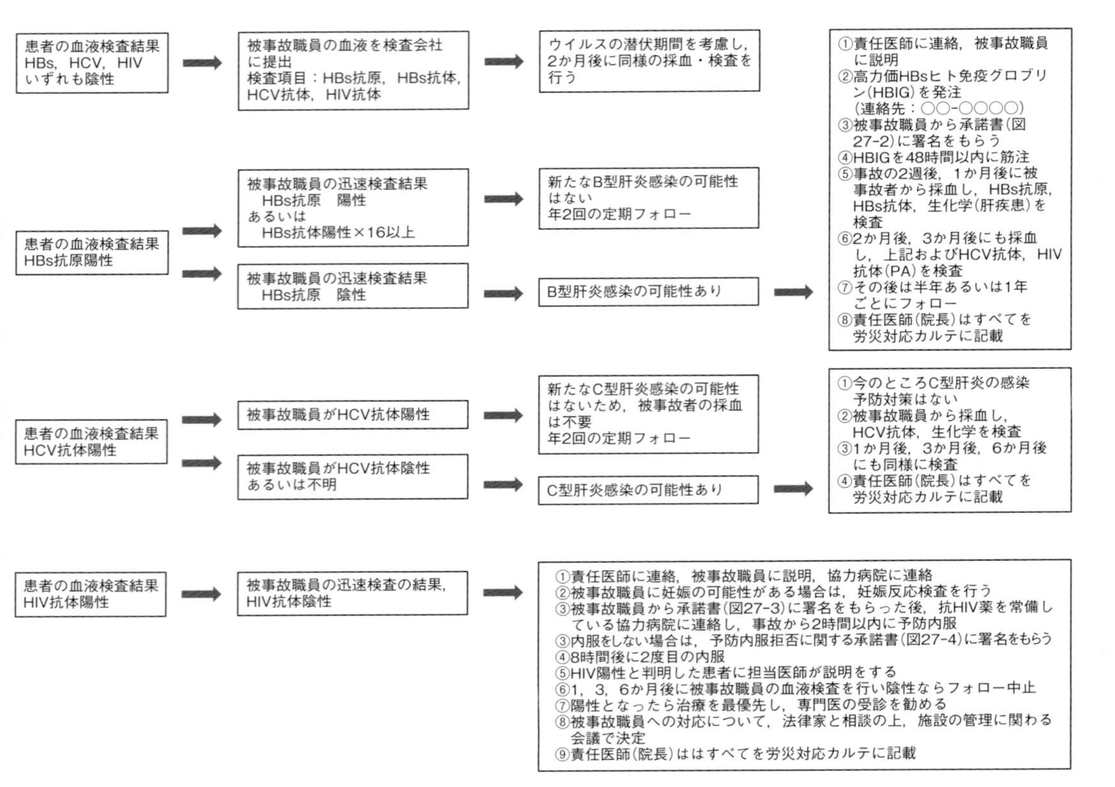

図 28-1　患者の血液検査結果ごとの対応

理事長ないし各事業所責任者サイン ＿＿＿＿＿＿＿＿＿＿＿＿
HB汚染針事故における予防的抗HBグロブリン注射に関する承諾書
今回，私はB型肝炎ウイルス汚染血液暴露後，抗HBグロブリン製剤によって，感染を予防する利益と副作用による不利益について説明を受け，十分に理解しました．私は抗HBグロブリン製剤を使用することを希望し，同意します．
事故内容
年　月　日
署名＿＿＿＿＿＿＿＿＿＿＿＿

図28-2　HB汚染針事故における予防的抗HBグロブリン注射に関する承諾書

理事長ないし各事業所責任者サイン ＿＿＿＿＿＿＿＿＿＿＿＿
HIV汚染針事故における予防的抗HIV薬服用開始に関する承諾書
今回，私はHIV汚染血液暴露後の抗HIV薬服用によって，感染を予防する利益と副作用による不利益について説明を受け十分に理解しました．私は自らの意志により，HIV感染予防のための薬剤を服用することを希望し，同意します．
事故内容
服用薬剤にチェック
□コンビビル　□カレトラ　□その他（　　　　　　）
年　月　日
署名＿＿＿＿＿＿＿＿＿＿＿＿

図28-3　HIV汚染針事故における予防的抗HIV薬服用開始に関する承諾書

理事長ないし各事業所責任者サイン ＿＿＿＿＿＿＿＿＿＿＿＿
HIV汚染針事故における予防的抗HIV薬服用拒否に関する承諾書
今回，私はHIV汚染血液暴露後の抗HIV薬服用によって，感染を予防する利益と副作用による不利益について説明を受け十分に理解しました．私は自らの意志により，HIV感染予防のための薬剤を服用しないことを決定し署名します．
年　月　日
署名＿＿＿＿＿＿＿＿＿＿＿＿

図28-4　HIV汚染針事故における予防的抗HIV薬服用拒否に関する承諾書

を行う．

- 被事故職員から採血を行う．

(2) 患者の検体で迅速検査を実施

- 患者の検体で，B型肝炎とHIVの迅速検査（ダイナスクリーン® など）を行う．

- 迅速検査の結果は15分程度で出るので，結果を待ち，事業所の管理者に連絡し指示を仰ぐ.
  ここまで1時間以内を目標に行う.

B. 夜間，休日の場合

- 被事故職員は現場を離れることなく，診療所に連絡.
- それと同時に夜間休日の管理責任者に連絡する.
- 患者の感染に関する情報を収集する.
- 情報が集まらない場合は，患者から採血する.
- 事故を起こした職員からも採血する.
- 往診を中断し，診療所に戻る.
- 患者血液で迅速検査を実施する.
  ここまで1時間30分以内を目標に行う.

C. 患者の血液検査の結果ごとの対応

図28-1に従って対応する.

HBV感染の可能性がある場合は，予防的に抗HBグロブリン注射を行う.その際，被事故職員に承諾書（**図28-2**）を提出してもらう．同様に，HIV感染の可能性がある場合は，予防的に抗HIV薬服用を行う．被事故職員に服用開始に関する承諾書（**図28-3**）あるいは服用拒否に関する承諾書（**図28-4**）を提出してもらう.

D. 事故報告書の作成

- 被事故職員は事故から一両日勤務日中を目安に事故報告書を作成する.

29 薬局との連携

POINT

- 多くの種類の薬剤や栄養剤を日常的に使用する医療的ケア児・者の在宅医療において，薬剤師の果たす役割は大きく，場合によっては高齢者の在宅医療以上に重要となる.
- 特に患者に24時間の見守りが必要な場合などは，家族などの介護者は薬局にすら行けないことも多いので，訪問薬剤管理指導という保険診療上の制度を利用し，薬剤師が患者宅を訪問して薬剤の管理や服薬指導を行うようにすると，介護者の負担は軽減される.
- 薬局も訪問薬剤管理指導料を得ることができるため，積極的に訪問を行うところは増えてきており，医療的ケア児・者の介護者にとっても，訪問診療を行う者にとっても，薬剤師は心強いチームメンバーである.

A. 薬局との連携について

薬局との連携は，診療情報の提供という形で行われる. 医師は患者の同意を得て，訪問薬剤管理指導の指示書を記載するが，その指示書とは基本的には診療情報提供書である. 指示書として特に決まった書類の形式があるわけではない. 指示書は月に1回発行することが可能であるが，毎月発行するのか数か月おきに発行するのかは医療機関の方針による. 毎月発行すればきめ細かな情報提供が可能となるが，書類を作成する医師の負担は増える. 指示書の例を**図29-1**に示す.

B. 薬局に依頼できること

医療的ケア児・者は非常に多くの種類の薬剤を服用している場合が多く，

在宅患者『訪問薬剤管理指導』に係わる情報提供

○年○月○日

○○薬局○○店　殿

医療機関名　○○○クリニック
所在地　○○県○○市○○○○
TEL　○○○-○○○-○○○○
FAX　○○○-○○○-○○○○
医師名　○○○○　印

患者氏名　○○○○　様	生年月日　○年○月○日
患者住所〒○○○-○○○○ ○○県○○市○○○○	電話　○○○-○○○-○○○○ 要介護度　要介護：

疾患名 ＃重症新生児仮死　＃慢性硬膜下血腫	感染：○無　有 (MRSA　HBV　HCV) 床ずれ：○無　有
既往歴 在胎 38 週 2 日　2538 g で出生．人工換気療法，脳低温療法を実施	
症状・治療状況 寝たきり，四肢の痙性麻痺，胃瘻からの経管栄養，非侵襲的陽圧換気療法実施中	
指示・留意事項　　悪性腫瘍の場合告知：(　　) 有 (　　) 無	

主たる介護者		妻・夫・子・嫁・他 (　母　)　同居家族 2 人
日常生活動作	意志疎通	(　) 完全に通じる　(　) ある程度通じる (○) ほとんど通じない (　) 他
	精神状態	(　) 正常　(　) 認知症　(　) うつ　(○) 他
	移動	(　) 自立　(　) 一部介助　(○) 全面介助　(　) 他
	排泄	(　) 自立　(　) 一部介助　(○) 全面介助　(　) 他
	食事	(　) 自立　(　) 一部介助　(○) 全面介助　(　) 他
	入浴	(　) 自立　(　) 一部介助　(○) 全面介助　(　) 他
	着替え	(　) 自立　(　) 一部介助　(○) 全面介助　(　) 他
装着医療器具		無　・　○有 (　) ネブライザー (○) 吸引器 (　) 留置カテーテル (○) 経管栄養　(　) 気管カニューレ
介護使用器具		無　・　○有 (○) おむつ　(　) 車椅子 (○) ベッド (　) トイレ (　) 補助器具 (　) その他
福祉医療 福祉サービス		訪問看護：無・○有 (○○看護ステーション) 他医療機関訪問：○無・有 (　　) (　) デイケアーセンター利用 (　) ヘルパー (　) 入浴 (　) 他

図 29-1　訪問薬剤管理指導のための情報提供書の例

それを1日3～4回定期的に投与する介護者の負担は医師が思っている以上に重い．また投与のし忘れや間違いなどが起こらないよう常に注意する心理的負担もある．それらを薬剤師の介入によって軽減することができる．服用のタイミング毎に薬剤を一包化する，薬剤カレンダーなどを用いて投与ミスを防ぐ工夫をする，緊急時の薬剤や感冒薬などが余った時の処理，またあってはならないことだが，医師の処方のミスや薬剤量のミスなどがあった場合も薬剤師がチェックして知らせてくれることもある．決められた量の薬剤を混ぜて高カロリー輸液を調整する場合は，クリーンベンチのある薬局に対応を依頼する．

また多くの高カロリー輸液は冷蔵保存が基本となるため，その保存も患者家族にとっては負担となるが，2週間ごとの処方であっても2～3日ごとに届けてくれるなどのきめ細かなサービスを行ってくれる薬局が多い．このような薬局と連携できれば，中心静脈栄養を行っている患者では，患者家族の負担も医師の負担も大きく軽減する．

がん終末期患者についても，いくつかの注射薬をあらかじめ混合する，麻薬をPCAポンプのカセットに充填する，医師の指示通りの濃度で注射器に詰める，といったことを済ませたうえで患者宅に届けてくれる薬局があり，大変に心強い．

また，在宅医療機関が訪問薬剤管理指導をしている薬局と個別に契約することで，人工呼吸器を使用する患者のための精製水やエタノールなどを薬と一緒に患者宅に届けてもらうこともできる．さらに，ガーゼや吸引チューブなどさまざまな医療材料を提供してくれる薬局もある．医療材料については，別途契約業者に患者宅への配送を頼む方法もあるが，薬局と提携している在宅医療機関も多い．

索 引

か

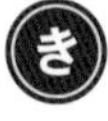

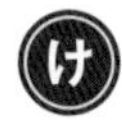

こ

さ

し

す

せ

そ

た

ち

つ

て

と

な

に

ね

の

は

ま

み

め

も

ゆ

よ

ら

り

著者紹介

前田 浩利

医療法人財団はるたか会 理事長

1989年東京医科歯科大学医学部卒業．東京医科歯科大学附属病院小児科，土浦協同病院小児科等を経て1999年あおぞら診療所設立．2011年子ども在宅クリニックあおぞら診療所墨田開設．2013年より現職．

東京医科歯科大学医学部臨床教授ほか，東京大学，慶應義塾大学をはじめ複数の大学で非常勤講師も務めている．

戸谷　剛

医療法人財団はるたか会 理事・子ども在宅クリニックあおぞら診療所墨田院長

1997年東京医科歯科大学医学部卒業．土浦協同病院，東京医科歯科大学附属病院小児科，武蔵野赤十字病院小児科等を経て，2007年あおぞら診療所入職．2013年より現職．

東京医科歯科大学医学部臨床教授．

石渡 久子

子ども在宅クリニックあおぞら診療所せたがや 院長

2006年東京医科歯科大学医学部卒業．土浦協同病院，都立墨東病院小児科等を経て，2015年よりあおぞら診療所新松戸入職，2018年より現職．

東京医科歯科大学医学部臨床准教授．

医療的ケア児・者 在宅医療マニュアル
実技動画つき

2020年11月15日　1版1刷
2022年5月10日　4刷

著　者
まえだひろとし　とやたけし　いしわたひさこ
前田浩利　戸谷　剛　石渡久子

発行者
株式会社 南山堂　代表者 鈴木幹太
〒113-0034　東京都文京区湯島4-1-11
TEL 代表 03-5689-7850　www.nanzando.com

ISBN 978-4-525-28241-7